Kodierhandbuch
Geriatrie
2010

Bearbeitet von:

Dr. med. Eva Strüwe
Hon.-Prof. Dr. med. Dieter Lüttje
Dipl. Med.-Inf. (FH) Anke Wittrich

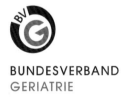

BUNDESVERBAND
GERIATRIE

Kodierhandbuch Geriatrie 2010

Dr. med. Eva Strüwer
Hon.-Prof. Dr. med. Dieter Lüttje
Dipl. Med.-Inf. (FH) Anke Wittrich

1. Auflage 2010, Schüling Verlag
ISBN 978-3-86523-149-9

Titel, Untertitel, Aufmachung, Zusammenstellung und Inhalt
sind urheberrechtlich geschützt ©.
Für Schäden, die durch fehlende oder fehlerhafte Veröffentlichung
entstehen, übernehmen Redaktion, Herausgeber, Verlag und
vertreibende Einrichtungen keine Haftung.

Münster 2010

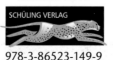

978-3-86523-149-9

Regularien

Copyright

Das „Kodierhandbuch Geriatrie 2010", einschließlich aller seiner Teile, ist urheberrechtlich geschützt. Jede Verwertung außerhalb der engen Grenzen des Urheberrechtsgesetzes ist ohne Zustimmung der Verfasser unzulässig und strafbar. Das gilt insbesondere für Vervielfältigungen, Übersetzungen und die Einspeicherung und Verarbeitung in elektronischen Systemen oder sonstige Reproduktion jeglicher Art. Auch der Gebrauch für kommerzielle Schulungen ist untersagt.

Wichtiger Hinweis

Das Kodierhandbuch wurde sorgfältig erarbeitet. Dennoch erfolgen alle Angaben ohne Gewähr. Für eventuelle Nachteile oder Schäden, die aus den im Buch gemachten Angaben und Kodierempfehlungen resultieren, wird keine Haftung übernommen.

Bezug

Das Kodierhandbuch ist im Schüling Verlag erschienen und kann für 6,50 € über den Buchhandel bezogen werden (ISBN 978-3-86523-149-9).
Für Mitglieder des Bundesverbandes Geriatrie steht es darüber hinaus im Infopool als Datei auf der Homepage unter www.bv-geriatrie.de zum Download bereit.

4 Personalia

Dr. med. Eva Strüwer ist Internistin mit den Zusatz-Weiterbildungen Geriatrie und Ärztliches Qualitätsmanagement. Sie hat mehrere Jahre als Oberärztin in der Klinik für Geriatrie der Katholischen Kliniken Emscher-Lippe (Gelsenkirchen) gearbeitet und ist heute als niedergelassene Ärztin in Dorsten tätig.

Hon.-Prof. Dr. med. Dieter Lüttje ist Internist mit den Zusatz-Weiterbildungen Geriatrie und Palliativmedizin und dem Schwerpunkt Pneumologie sowie FA für Physikalische und Rehabilitative Medizin. Nach 4-jähr. Oberarzt-Tätigkeit im Geriatriezentrum Hagenhofklinik in Hannover-Langenhagen ist er seit 1994 Chefarzt der Med. Klinik IV, Geriatrie und Palliativmedizin des Klinikums Osnabrück, seit 2007 auch Ärztlicher Direktor des Klinikums Osnabrück. Seit 1999 ist er Vorstandsmitglied des BV Geriatrie, seit 2005 Vorstandsvorsitzender.

Dipl. Med.-Inf. (FH) Anke Wittrich ist Sprecherin der DRG-Projektgruppe. Diese betreut im Auftrag der geriatrischen Fachgesellschaften sowie des Bundesverbandes Geriatrie das gesamte Themengebiet DRG sowie das jährliche Vorschlagsverfahren für den Fachbereich Geriatrie. Von Hause aus ist Frau Wittrich FÄ für Strahlentherapie. Seit April 2007 ist sie bei dem Bundesverband Geriatrie für das DRG- und Datenmanagement verantwortlich. Auch im Rahmen ihrer klinischen Tätigkeit in Berlin Buch bzw. ihrer Referententätigkeit bei der Deutschen Krankenhausgesellschaft beschäftigte sie sich u.a. mit Fragen zum DRG-System. Für DRG-Fragen vertritt sie die DGG in der AWMF.

Inhaltsverzeichnis

Regularien 3

Personalia 4

Inhaltsverzeichnis 5

Vorwort 7

1. Einführung 9

2. Die wichtigsten Kodierregeln unter Berücksichtigung geriatrischer Probleme..15
   - 2.1. Nur wer seine Patienten gut kennt, kann richtig kodieren 15
   - 2.2. Legen Sie die Hauptdiagnose fest! 16
   - 2.3. Verschlüsseln Sie die Nebendiagnosen! 18
   - 2.4. Die Tücke steckt im Detail 21
   - 2.5. Welche Prozeduren wurden durchgeführt? 24
   - 2.6. Die Arbeit der Therapeuten 25

3. ICD-Schlüsselnummern für Krankheiten und Gesundheitsprobleme..34
   - 3.1. Gehirn und periphere Nerven............................34
   - 3.2. Blutdruck, Herz und Gefäße..............................45
   - 3.3. Atmungsorgane..55
   - 3.4. Verdauungsorgane...59
   - 3.5. Urogenitalsystem...68
   - 3.6. Stoffwechsel..77
   - 3.7. Bewegungsapparat..85
   - 3.8. Blut- und Systemerkrankungen........................92
   - 3.9. Haut, Auge, Nase, Ohr.....................................97
   - 3.10. Alkohol, Vergiftungen, Medikamentenabhängigkeit .101
   - 3.11. Verletzungen..105

Inhaltsverzeichnis

3.12. Pflegerelevante Diagnosen 110
3.13. Nebenwirkungen und Folgen medizinischer
       Maßnahmen 117

4. OPS-Schlüsselnummern für Operationen
   und Prozeduren 120
   4.1. Intensivmedizin 120
   4.2. Geriatrie 122
   4.3. Gastroenterologie 129
   4.4. Radiologie 131
   4.5. Pulmologie und Kardiologie 134
   4.6. Blut und Blutbestandteile, Knochenmark 135
   4.7. Neurologie 135
   4.8. Urologie/Gynäkologie 138
   4.9. HNO 139
   4.10. Pflege 139
   4.11. Aktivierend-therapeutische Pflege 141

5. Geriatrische DRGs 142

6. Anhang 144
   6.1. OPS 8-550 144
   6.2. OPS 8-98a 147
   6.3. Auslegungshinweise der MDK-Gemeinschaft zum
        OPS 8-550* Version 2010 150
   6.4. Auslegungshinweise der MDK-Gemeinschaft zum
        OPS 8-98a* Version 2010 155
   6.5. Diabetisches Fußsyndrom – DKR 0401 160
   6.6. PKMS-E für Erwachsene:
        ab dem Beginn des 19. Lebensjahres 163

7. Index 183

Vorwort

Mit Einführung der Fallpauschalen als Vergütungssystem im Bereich der akut-stationären Versorgung wuchs der Bedarf, für die Kodierung der Fälle eine Anwendungshilfe in Form eines Kodierleitfadens an die Hand zu bekommen. Vor diesem Hintergrund entstanden in vielen medizinischen Fachgebieten eigene Kodierleitfäden – ebenso in der Geriatrie.

Angesichts der elementaren Bedeutung des neuen Finanzierungssystems für die Geriatrie wurde bereits sehr früh von den beiden Fachgesellschaften Deutsche Gesellschaft für Geriatrie (DGG) und Deutsche Gesellschaft für Gerontologie und Geriatrie (DGGG) unter organisatorischer Federführung des Bundesverbandes Geriatrie eine gemeinsame DRG-Projektgruppe gegründet. Die Projektgruppe bündelt die Interessen des gesamten Fachbereiches und entwickelt diese fachlich sowie politisch weiter. So lag es nahe, dass die vorliegenden Erfahrungen und Materialien in einem Kodierleitfaden der drei beteiligten Gesellschaften unter Führung der DGG zusammengeführt wurden. Nach einer ersten Version im Jahre 2003 erfolgte eine Aktualisierung im Jahre 2005.

Im Jahre 2004 wurde parallel von Frau Dr. Strüwer, damals Oberärztin in einer geriatrischen Klinik, ein Kodierleitfaden verfasst, der ursprünglich ausschließlich zur Nutzung innerhalb der eigenen Klinik gedacht war.

Ende 2007 entschloss sich der Bundesverband Geriatrie die beiden Ansätze zu verbinden. Frau Dr. Strüwer, die heute als niedergelassene Ärztin tätig ist, unterstützte dies und stellte ihr Manuskript als Grundlage für die gemeinsame Ausarbeitung zur Verfügung.

Das Kodierhandbuch Geriatrie wurde für 2010 überarbeitet

Vorwort

und aktualisiert. Somit steht - in nunmehr 3. Auflage - erneut eine praxisnahe Kodierhilfe zur Verfügung. Das vorliegende Kodierhandbuch verfolgt das Ziel, wesentliche Informationen für die Kodierung von Erkrankungen in der Geriatrie in Ergänzung zu den Deutschen Kodierrichtlinien sowie den Klassifikationssystemen ICD-10-GM und OPS zur Verfügung zu stellen.

Neben ausführlichen Darstellungen zu den geriatrierelevanten OPS-Kodes wie bspw. der Geriatrischen frührehabilitativen Komplexbehandlung, fanden auch die aktuellen Entwicklungen im Bereich der Abbildung der „Hochaufwändigen Pflege" Berücksichtigung.

Die enthaltenen Diagnose- und Prozedurenlisten orientieren sich an dem Spektrum der erbrachten Leistungen in der stationären Versorgung von geriatrischen Patienten und legen somit keinen Wert auf Vollständigkeit. Es ist des Weiteren zu beachten, dass in Abweichung zu den Diagnosetexten im ICD-10-GM an einigen Stellen „alltaugstauglichere" Diagnosetexte Verwendung gefunden haben.

Der Bundesverband Geriatrie sowie das Autorenteam hoffen, allen Anwendern des G-DRG-Systems in der Geriatrie eine praktische Hilfe an die Hand zu geben, Zusammenhänge aufzuzeigen und letztlich die Kodierung weiter zu vereinheitlichen.

Ein besonderer Dank gilt Frau Brooksiek, Bundesverband Geriatrie, für Ihre unermüdliche Unterstützung bei der redaktionellen Überarbeitung des Kodierhandbuchs.

Anke Wittrich
Bundesverband Geriatrie

1. Einführung

„Erlössicherung durch optimale Kodierung"

Die Bedeutung einer exakten und umfassenden Dokumentation der Diagnosen/Prozeduren der stationären Fälle für das wirtschaftliche Überleben einer Klinik ist heute unumstritten. Aber in kaum einem anderen Fachgebiet ist gutes Kodieren so schwierig wie in der Geriatrie. Das hat verschiedene Gründe:

Schon die Zuweisung der Hauptdiagnose als der Diagnose, die „hauptsächlich verantwortlich für die Veranlassung des stationären Krankenhausaufenthaltes ist", stellt manchmal eine Herausforderung dar. Geriatrische Patienten kommen oft mit unspezifischen Symptomen zur Aufnahme. Welche der in den folgenden Tagen diagnostizierten oder bereits bekannten Erkrankungen letztlich dieses Symptom verursacht hat, bleibt manchmal trotz „Analyse am Ende des Aufenthaltes" ungeklärt.

Die Hauptdiagnose lässt sich dennoch nach Kodierrichtlinie D002f auch in der Geriatrie eindeutig festlegen, obwohl es hier immer wieder die Situation geben wird, dass zwei oder mehr Diagnosen gleichermaßen der Definition „Hauptdiagnose" entsprechen. Hierzu führen die Deutschen Kodierrichtlinien aus:

„Wenn zwei oder mehr Diagnosen in Bezug zu Aufnahme, Untersuchungsbefunden und/oder der durchgeführten Therapie gleichermaßen die Kriterien für die Hauptdiagnose erfüllen und ICD-10-Verzeichnisse und Kodierrichtlinien keine Verschlüsselungsanweisungen geben, muss vom behandelnden Arzt entschieden

1. Einführung

werden, welche Diagnose am besten der Hauptdiagnose-Definition entspricht. Nur in diesem Fall ist vom behandelnden Arzt diejenige auszuwählen, die für Untersuchung und/oder Behandlung die meisten Ressourcen verbraucht hat. Hierbei ist es unerheblich, ob die Krankheiten verwandt sind oder nicht."

Diese Festlegung erfordert im Sinne des G-DRG-Systems die eindeutige Kodierung nach Aufwand (Ressourcen-Verbrauch). Dieses wird in vielen Fällen auch der höchsten Vergütung entsprechen, in Einzelfällen ist dieses nicht der Fall. Diese Fälle sollten an den BV Geriatrie gemeldet werden, um über das Vorschlagsverfahren Veränderungen im G-DRG-System zu erreichen.

Darüber hinaus weisen die multimorbiden Patienten eine Vielzahl von (Neben-)Diagnosen aus allen Fachbereichen auf, die es zu erfassen und auf ihre Kodierrelevanz zu überprüfen gilt. Dabei zeigt die Erfahrung, dass die Systematik der ICD-Klassifikation mit ihren formalistischen Krankheitsbezeichnungen auch mehr als 15 Jahre nach ihrer Einführung in Deutschland vielen Ärzten noch fremd ist; nicht wenige verlieren sich im Sumpf der 20.000 Diagnosen.

Die Einordnung der Erkrankungen des alten Menschen in das streng ätiologisch gegliederte ICD-System stellt auch erfahrene Ärzte gelegentlich vor Probleme. Das komplexe, über Jahrzehnte gewachsene Gefüge aus Ursache-Wirkungs-Beziehungen lässt sich oft nur schwer entwirren. Manchmal gelingt dies durch eine gute

1. Einführung

Anamneseerhebung unter Zuhilfenahme früherer Arztberichte. Mancher stellt sich hier die Frage nach der medizinischen Konsequenz solcher Detektivarbeit.

Allerdings muss man zugeben, dass gutes Kodieren zu genauem Hinsehen zwingt, was letztlich oft auch dem Patienten nützt. Trotz dieser Bemühungen bleibt es in der Geriatrie aber nicht selten bei unspezifischen Diagnoseziffern. Allerdings gilt in der Regel: Je exakter eine Nebendiagnose gefasst werden kann, desto größer ist die Wahrscheinlichkeit der Erlösrelevanz.

Die medizinisch im Vordergrund stehenden Diagnosen allein spiegeln den Aufwand der Behandlung älterer Menschen oft nicht wider. Dieser kann, wenn überhaupt, gerade aber bei Patienten der Geriatrie nur über die sog. pflegerelevanten Nebendiagnosen erfasst werden. Leider werden diese oft vernachlässigt, da sie dem behandelnden Arzt nicht präsent sind oder gar als selbstverständliche Begleiterscheinung des Alters fehlgedeutet werden. Die Kodierung der Nebendiagnosen setzt eine hinreichende Dokumentation des „Mehraufwandes" in der Patientenakte voraus.

Im Bereich der Prozeduren kommt der Geriatrischen Frührehabilitativen Komplexbehandlung stationär wie teilstationär, eine Schlüsselrolle zu. Die Erbringung dieser Leistungen ist an ein gut koordiniertes, interdisziplinär und assessmentbasiert arbeitendes multiprofessionelles geriatrisches Team gebunden.

1. Einführung

Wie kann das „Kodierhandbuch Geriatrie" bei dieser Problematik helfen?

Das „Kodierhandbuch Geriatrie" basiert auf der ICD-10-GM Version 2010 und dem OPS Version 2010 und berücksichtigt die Deutschen Kodierrichtlinien Version 2010. Es enthält eine tabellarische Zusammenstellung von mehr als 500 häufigen Diagnosen und Prozeduren geriatrischer Abteilungen.

Zu Beginn werden die wichtigsten Kodierregeln unter besonderer Berücksichtigung geriatrischer Probleme erläutert. Die Bedingungen der Geriatrischen Komplexbehandlung werden detailliert beschrieben.

Im Hauptteil bietet das Handbuch nur jene Diagnosen an, die tatsächlich in einer geriatrischen Abteilung vorkommen. Während im ICD-Katalog Krankheiten streng nach der Ätiologie klassifiziert werden, sind die Erkrankungen in diesem Kodierhandbuch weitgehend nach den betroffenen Organsystemen geordnet, was eher der ärztlichen Denkweise entspricht. Dementsprechend wurden die Prozeduren nicht nach der Art des Eingriffs, sondern nach ärztlichen Fachgebieten sortiert. Wo es sinnvoll erschien, wurde der Originaltext durch klinisch gebräuchliche Begriffe ersetzt.

Bei den Diagnosen und Prozeduren, deren Kodierung erfahrungsgemäß immer wieder Schwierigkeiten macht, wird durch praktisch-klinische Anmerkungen in den Tabellen eine Zuordnung der Erkrankungen der geriatrischen Patienten zu den ICD-Schlüsseln erleichtert.

1. Einführung

Das reduziert das Risiko von „Fehlgriffen". An einigen Stellen wurden spezielle Kodierrichtlinien eingearbeitet.

Außerdem finden sich Hinweise auf mögliche nosokomiale Infektionen, um deren Erfassung zu erleichtern. Schließlich gibt ein besonderes Kapitel einen Überblick über pflegerelevante Diagnosen, die als Nebendiagnosen eine Bedeutung für den Schweregrad der Erkrankung haben können.

Das Kodierhandbuch ist daher nicht nur für die tägliche Kodierarbeit der Ärzte geeignet, sondern bildet auch eine ideale Grundlage für abteilungsinterne Schulungen, bei denen nicht nur kodieren trainiert werden kann, sondern auch Krankheitssystematik geübt wird, um die man sich gerade in der Geriatrie immer wieder bemühen muss.

1. Einführung

Legende des Handbuchs

 Hier spezielle Kodierregel beachten!

 Hier genau hinsehen!

 Hier ggf. Ziffer im ICD-/OPS-Gesamtkatalog nachschlagen!

① Prozedur nur einmal pro stationärem Aufenthalt kodieren

⇨ Nähere Erläuterung z. B. des Krankheitsbildes

Dr. Eva Strüwer, Hon.-Prof. Dr. Dieter Lüttje,
Dipl. Med.-Inf. (FH) Anke Wittrich
Dorsten und Berlin, im Dezember 2009

2. Die wichtigsten Kodierregeln unter Berücksichtigung geriatrischer Probleme

2.1. Nur wer seine Patienten gut kennt, kann richtig kodieren

Blättern Sie möglichst einen oder zwei Tage vor Entlassung des Patienten die Akte noch einmal ganz durch:

- ✓ Womit kam der Patient?
- ✓ Welche Beschwerden äußerte er?
- ✓ Welche Untersuchungen wurden gemacht?
- ✓ Welche Diagnosen wurden gestellt?
- ✓ Welche Nebendiagnosen haben diagnostischen, therapeutischen und/oder pflegerischen Aufwand erhöht?
- ✓ Welche Therapien/Medikamente erhielt der Patient?
- ✓ Schreiben Sie den (vorläufigen) Entlassungsbrief.

Jetzt können Sie kodieren.

2. Die wichtigsten Kodierregeln unter Berücksichtigung geriatrischer Probleme

2.2. Legen Sie die Hauptdiagnose fest!

Die Hauptdiagnose ist „die Diagnose, die nach Analyse als diejenige festgestellt wurde, die hauptsächlich für die Veranlassung des stationären Krankenhausaufenthaltes des Patienten verantwortlich ist."
Das klingt einfach, ist es aber nicht. Dazu einige Erläuterungen:

Fall A: Aufnahme aus dem ambulanten Bereich

- Wenn bei Patienten, die an einer schon länger bestehenden, bereits diagnostizierten Grunderkrankung leiden und jetzt wegen eines Symptoms oder einer Komplikation dieser Erkrankung aufgenommen werden, und nur diese Manifestation behandelt wird, ist diese **Manifestation** die Hauptdiagnose, die Grunderkrankung wird zur Nebendiagnose.
- War, wie häufig, eine AZ-Verschlechterung der Aufnahmegrund, überlegen Sie, welche der festgestellten (Akut-)Erkrankungen am ehesten dafür verantwortlich war.

Fall B: Übernahme aus einem anderen Krankenhaus

- Bei geriatrischen Patienten, die zeitnah nach schwerer internistischer oder chirurgischer Erkrankung mit/ohne Operation in der geriatrischen Abteilung zur Frührehabilitation aufgenommen werden, ist diese

2. Die wichtigsten Kodierregeln unter Berücksichtigung geriatrischer Probleme

Erkrankung i. d. Regel die Hauptdiagnose (auch wenn Sie im strengen medizinischen Sinne oft gar nicht mehr besteht).

- Manchmal kann auch eine Komplikation der Erkrankung oder der Behandlung zur Hauptdiagnose werden.
- In einigen Fällen, in denen die eigentliche Grunderkrankung völlig in den Hintergrund getreten ist und die Immobilität als Folge der Summe der Erkrankungen und des langen Krankenhausaufenthaltes die Aufnahme hauptsächlich veranlasst hat, kann auch diese als Hauptdiagnose verschlüsselt werden. Hierfür bieten sich die Ziffern M62.50 Muskelschwund und – atrophie an mehreren Lokalisationen oder M96.88 Krankheiten des Muskel-Skelett-Systems nach med. Maßnahmen an.

Fall C: Übernahme aus einer anderen Fachabteilung des Krankenhauses

- In diesen Fällen wird die Hauptdiagnose des gesamten Aufenthaltes in der Regel von der Behandlung in der erstaufnehmenden Abteilung abhängen. Zusammen mit der Geriatrischen frührehabilitativen Komplexbehandlung kann sie eine geriatrische DRG für den gesamten Fall auslösen.

2. Die wichtigsten Kodierregeln unter Berücksichtigung geriatrischer Probleme

2.3. Verschlüsseln Sie die Nebendiagnosen!

Definition:

„Eine **Nebendiagnose** ist eine Krankheit oder Beschwerde, die entweder gleichzeitig mit der Hauptdiagnose besteht oder sich während des Krankenhausaufenthaltes entwickelt."

Berücksichtigen Sie beim Kodieren der Nebendiagnosen, dass nur jene Diagnosen erfasst werden dürfen, die diagnostische und/oder therapeutische Maßnahmen zur Folge hatten, und/oder den Betreuungs-/Pflege- und/oder Überwachungsaufwand erhöht haben (= Nebendiagnosen-Relevanz).

Diese Definition wurde in den DKR Version 2010 ergänzt. Nun ist klargestellt: „Bei Patienten, bei denen einer dieser erbrachten Faktoren auf mehrere Diagnosen ausgerichtet ist, können alle betroffenen Diagnosen kodiert werden".

DKR: D003i Nebendiagnosen Beispiel 1

Ein Patient wird für die Nebendiagnosen koronare Herzkrankheit, arterieller Hypertonus und Herzinsuffizienz mit einem Betablocker behandelt.

Nebendiagnose(n):   *Koronare Herzkrankheit*
                                Arterieller Hypertonus
                                Herzinsuffizienz

2. Die wichtigsten Kodierregeln unter Berücksichtigung geriatrischer Probleme

Die alleinige unveränderte Fortführung der häuslichen Medikation wird bei MDK-Prüfungen oft nicht als therapeutischer Aufwand anerkannt. Dieses ist nicht korrekt. Die Deutschen Kodierrichtlinien geben explizit an (D003i Bsp.2), dass die Fortsetzung einer medikamentösen Behandlung der KHK die Kodierung der Nebendiagnose KHK aufgrund des hierdurch erfolgten Ressourcen-Verbrauches notwendig macht. Ebenso sind Nebendiagnosen, deren Ausmaß klar diagnostiziert wurden und die den Gesamtaufenthalt beeinflussen, kodierrelevant (z. B. Niereninsuffizienz).

DKR: D003i Nebendiagnosen; Beispiel 2

Eine Patientin wird zur Behandlung einer chronischen myeloischen Leukämie (CML) stationär aufgenommen. In der Anamnese gibt sie eine Knieoperation vor 10 Jahren wegen eines Außenmeniskusschadens an. Danach war sie beschwerdefrei. Eine bekannte koronare Herzkrankheit wird medikamentös weiterbehandelt. Die sonografische Untersuchung der abdominellen Lymphknoten zeigt auch ein bekanntes Uterusmyom, das keine weitere Diagnostik und Behandlung erfordert. Während des stationären Aufenthaltes kommt es zu einer depressiven Reaktion mit Therapie durch Antidepressiva. Wegen anhaltender Lumbalgien wird die Patientin krankengymnastisch betreut.

Hauptdiagnose: Chronisch myeloische Leukämie (CML)
Nebendiagnosen: Depressive Reaktion
Lumbalgien
Koronare Herzkrankheit

2. Die wichtigsten Kodierregeln unter Berücksichtigung geriatrischer Probleme

Die Nebendiagnosen erfüllen die obige Definition (Ressourcenverbrauch) und sind deshalb zu dokumentieren. Die sonstigen Diagnosen (Uterus myomatosus, Z. n. OP nach Außenmeniskusschaden) erfüllen diese Definition nicht und werden deshalb für das DRG-System nicht dokumentiert. Sie sind jedoch für die medizinische Dokumentation und die ärztliche Kommunikation von Bedeutung.

Es empfiehlt sich, die Diagnosen auch im Arztbrief nach Hauptdiagnose, relevanten Nebendiagnosen und weiteren Nebendiagnosen zu differenzieren. Dieses erleichtert die Argumentation bei MDK-Überprüfungen. Nicht jede im Brief an den Hausarzt angegebene Diagnose ist zwangsläufig kodierrelevant (z. B. anamnestische Daten).

Vergessen Sie die sogenannten **pflegerelevanten Diagnosen** nicht. „Pflegerelevante" Diagnosen verursachen Aufwand und sind daher ein wichtiger Bestandteil des Kodierens. Sie können als Nebendiagnosen erlösrelevant sein. Nutzen Sie die Ergebnisse von Assessments (z. B. Inkontinenzscore des Barthel-Index) beim Kodieren, ggf. ist ein Abgleich mit den Pflegeaufzeichnungen sinnvoll.
Das Kapitel 3.12 gibt einen Überblick über pflegerelevante Diagnosen.

2. Die wichtigsten Kodierregeln unter Berücksichtigung geriatrischer Probleme

2.4. Die Tücke steckt im Detail

Kodieren Sie so tief und spezifisch wie möglich!
Oft kann man hierzu auf Verlegungsbriefe, alte Akten und Berichte zurückgreifen. Leider wird es aber in der Geriatrie manchmal unumgänglich sein, die unspezifischen -.9-Ziffern zu verwenden.

Kodierung von Sekundärkodes

Manche Diagnosen, sog. **Sekundärkodes**, können nicht isoliert dokumentiert werden. Sie sind mit einem „*" oder einem „!" gekennzeichnet. Je nach verwendeter Software fragt das Programm dann nach einer Verknüpfung.
Geben Sie bei einer Manifestation die Grunderkrankung, bei einem Erreger die Infektion an. Bei einer reinen MRSA-Besiedlung verknüpfen Sie die U80.0! mit der *Z22.3 Keimträger* und geben zusätzlich die *Z29.0 Prophylaktische Isolierung* an.

Kodierung von Symptomen (R-Ziffern)

Für die Kodierung von Symptomen als Nebendiagnose ist in den DKR Version 2010 eine Änderung vorgenommen worden. Galt bisher, dass Symptome, die zum typischen Bild einer Diagnose gehören, im Regelfall nicht zusätzlich zur Diagnose kodiert werden, es sei denn, sie stellen ein eigenständiges, wichtiges Problem für die medizinische Betreuung dar, gelten nunmehr für die Kodierung von Symptomen die Regelungen zur Kodierung von Nebendiagnosen! Somit ist nun die Frage, ob es sich um ein Symptom oder eine Diagnose handelt, nicht mehr zu stellen.

2. Die wichtigsten Kodierregeln unter Berücksichtigung geriatrischer Probleme

DKR: D003i Nebendiagnosen; Beispiel 6

Ein Patient wird zur Behandlung einer fortgeschrittenen alkoholischen Leberzirrhose stationär aufgenommen. Es besteht ein ausgeprägter Aszites, der Auswirkungen u.a auf die Atmung sowie die Nierenfunktion hat. Er wird u.a. mittels Entlastungspunktion behandelt.

Hauptdiagnose: Alkoholische Leberzirrhose
Nebendiagnose(n): Aszites

In früheren Kodierrichtlinien war es nicht gestattet, Stürze und Schmerzen gesondert anzugeben, wenn die Ursache oder (beim Sturz) die Verletzungsfolge bereits kodiert ist. Dies wurde mittlerweile eindeutig geändert. **R29.6** (Sturzneigung, andernorts nicht klassifiziert) umfasst Sturzneigungen aufgrund sonstiger unklarer Krankheitszustände und Sturzneigung beim älteren Menschen. Zu den Exclusiva zählen nicht Verletzungen. Somit ist R29.6 zu kodieren, sofern nicht ein monokausal-exogener oder ein synkopaler Sturz vorliegt. Bei multimodalen Stürzen ist stets R29.6 zu kodieren.
R52.0 Akuter Schmerz wird nur dann zugeordnet, wenn Lokalisation und Ursache des akuten Schmerzes nicht bekannt sind. Chronischer Schmerz als Hauptdiagnose ist nur zulässig, wenn hierin die Hauptbehandlung während des Aufenthaltes liegt. Dieses trifft beispielsweise für einen palliativen Behandlungsansatz nicht zu, da hier stets das gesamte Krankheitsbild behandelt wird.

2. Die wichtigsten Kodierregeln unter Berücksichtigung geriatrischer Probleme

Manchmal lassen sich Symptome keiner Diagnose zuordnen, weil die entsprechende Diagnostik nicht durchgeführt wurde oder werden konnte. Dann darf auch das Symptom kodiert werden, wenn es den diagnostischen, therapeutischen oder pflegerischen Aufwand erhöht hat.

Kodieren von Verdachtsfällen
Verdachtsdiagnosen sind Diagnosen, die sich am Ende des Aufenthaltes weder bestätigt haben noch ausgeschlossen werden konnten.

Fall A   Entlassung nach Hause
Wurden Untersuchungen durchgeführt, aber keine Behandlung der Verdachtsdiagnose vorgenommen, werden die Symptome kodiert.

- Wurde eine Behandlung eingeleitet, wird die Verdachtsdiagnose kodiert.
- Eine Ziffer aus dem Bereich „Beobachtung bei Verdacht auf...." wird nur dann als Hauptdiagnose kodiert, wenn keine Symptome vorlagen (z. B. Verdacht auf Vergiftung aufgrund anamnestischer Angaben).

Fall B   Verlegung in ein anderes Krankenhaus
In diesem Fall wird vom verlegenden Krankenhaus die Schlüsselnummer der Verdachtsdiagnose kodiert. Informationen aus dem Krankenhaus, in welches der Patient verlegt wurde, haben keinen nachträglichen Einfluss auf die vorgenommene Kodierung.

2. Die wichtigsten Kodierregeln unter Berücksichtigung geriatrischer Probleme

2.5. Welche Prozeduren wurden durchgeführt?

In einigen Kliniken werden die Prozeduren bereits bei Durchführung der Maßnahme kodiert, z. B. in der Funktionsabteilung oder auf der Intensivstation. Einige Prozeduren müssen Sie aber noch selbst eingeben.

- ✓ Oft geben die Diagnosen Hinweise auf möglicherweise durchgeführte Prozeduren.
- ✓ Vergessen Sie die im Rahmen von Konsilen durchgeführten Prozeduren nicht, sofern Sie nicht vom Konsiliararzt dokumentiert werden.
- ✓ Je nach Kooperationsmodell müssen Sie auch in anderen Häusern erbrachte Leistungen (z. B. CT, MRT, Koronarangiographie) selbst kodieren.

Bei den OPS-Leistungen muss das Datum der Leistungserbringung eingegeben werden.
Erstreckt sich eine Leistung über mehrere Tage, ist das Datum der ersten Leistungserbringung einzutragen. Das ist besonders wichtig bei der Arbeit der Therapeuten!

2. Die wichtigsten Kodierregeln unter Berücksichtigung geriatrischer Probleme

2.6. Die Arbeit der Therapeuten

Sofern in Ihrer Abteilung die **Geriatrische frührehabilitative Komplexbehandlung** erbracht wird, müssen Sie auf deren sorgfältige Kodierung besonders achten. Die folgende Darstellung berücksichtigt neben dem amtlichen OPS-Text auch Auslegungshinweise der MDK-Gemeinschaft zur Kodierprüfung der OPS 8-550, die komplett im Anhang eingesehen werden können.

Voraussetzungen für die Geriatrische frührehabilitative Komplexbehandlung

A) Die Behandlungsdauer:

Die Dauer der Geriatrischen frührehabilitaiven Komplexbehandlung im Rahmen des stationären Aufenthaltes muss

- für die OPS 8-550.0 mind. 7 Tage,
- für die OPS 8-550.1 mind. 14 und
- für die OPS 8-550.2 mind. 21 oder mehr Behandlungstage betragen.

Dabei muss die Geriatrische frührehabilitative Komplexbehandlung nicht zwangsläufig am 1. Tag in der geriatrischen Abteilung beginnen, sondern kann auch später einsetzen, wenn der Patient z. B. einige Tage auf dem Überwachungszimmer oder der Intensivstation nicht therapiefähig war.

2. Die wichtigsten Kodierregeln unter Berücksichtigung geriatrischer Probleme

Sie beginnen dann mit der Zählung der Geriatrischen frühreahabilitativen Komplexbehandlung an dem Tag des ersten dokumentierten Assessments. Die Geriatrische frührehabilitative Komplexbehandlung wird nicht durch Samstage oder Sonntage unterbrochen, auch wenn keine Therapie durch Therapeuten durch-geführt wurde, da die aktivierend-therapeutische Pflege und die Gesamtbehandlung weitergeführt werden. Die Geriatrische frührehabilitative Komplexbehandlung kann aber in seltenen Fällen durch eine akute Verschlechterung des Patienten mit einem Aufenthalt auf der Intensivstation oder im Überwachungszimmer unterbrochen werden, sofern damit eine Pausierung der Therapie verbunden ist.

Die Geriatrische frührehabilitative Komplexbehandlung kann auch außerhalb der geriatrischen Abteilung be-ginnen, sofern die entsprechenden Voraussetzungen (u.a. Behandlung durch ein geriatrisches Team) sichergestellt sind. Hierfür muss eine besonders sorgfältige Dokumentation vorgenommen werden. Dieses gilt insbesondere für den aktivierend-therapeutisch pflegerischen Anteil.

2. Die wichtigsten Kodierregeln unter Berücksichtigung geriatrischer Probleme

B) Erhebung des kompletten geriatrischen Assessments:

Dazu gehören:

- Test zur Selbsthilfefähigkeit (z. B. Barthel-Index) zu Beginn der Behandlung und vor Entlassung
- Mobilitätstest (z. B. Timed up&go oder Tinetti-Test) zu Beginn der Behandlung und vor Entlassung
- Kognitionstest (z. B. Mini-Mental) zu Beginn der Behandlung
- Erfassung der Emotion (z. B. Geriatrische Depressionsskala) zu Beginn der Behandlung
- Soziales Assessment in strukturierter Form in mind. 5 Bereichen (soziales Umfeld, Wohnumfeld, häusliche/außerhäusliche Aktivitäten, Pflege-/Hilfsmittelbedarf, rechtliche Verfügungen)

Das Aufnahmeassessment muss innerhalb von 4 Tagen abgeschlossen sein. Das Entlassungsassessment muss innerhalb der 4 letzten Behandlungstage liegen. Lässt der Zustand des Patienten die Erhebung einzelner Assessmentbestandteile nicht zu, ist dies zu dokumentieren. Sofern möglich, sind die fehlenden Assessmentbestandteile fremdanamnestisch zu erheben bzw. ist die Erhebung später nachzuholen.

2. Die wichtigsten Kodierregeln unter Berücksichtigung geriatrischer Probleme

C) Behandlung durch mindestens 2 Therapeutengruppen:

Die relevante Therapeutengruppen sind hier

- Physiotherapie/Physikalische Therapie
- Ergotherapie
- Logopädie/facio-orale Therapie
- Psychologie/Neuropsychologie.

Dabei müssen

- für die 8-550.0 min. 10 Therapieeinheiten von durchschnittlich 30 Minuten Dauer, davon max. eine als Gruppentherapie
- für die 8-550.1 mindestens 20 Therapieeinheiten von durchschnittlich 30 Minuten Dauer, davon maximal zwei als Gruppentherapie
- für die 8-550.2 mindestens 30 Therapieeinheiten von durchschn. 30 Minuten Dauer, davon maximal 3 als Gruppentherapie

erbracht und dokumentiert werden.

Therapieeinheiten, die ausschließlich der Erhebung des Assessment dienen, dürfen nicht in die Gesamtzahl der erbrachten Therapieeinheiten einfließen. Dieses Vorgehen sollte über Verfahrensanweisungen innerhalb des Hauses sichergestellt werden.

Die Leistungen des Sozialdiensts sind nicht Bestandteil der zu erbringenden Therapieeinheiten der Geriatrischen frührehabilitativen Komplexbehandlung.

2. Die wichtigsten Kodierregeln unter Berücksichtigung geriatrischer Probleme

Der mit den häufig sehr umfänglichen Leistungen des Sozialdienst einhergehende Personalaufwand muss daher gesondert erfasst werden. Nutzen Sie die dafür zur Verfügung stehenden OPS-Kodes (Kapitel 4.2. Geriatrie – Beratung durch Sozialarbeiter/Sozialdienst, S. 126)

D) Wöchentliche Teambesprechungen unter Beteiligung aller Berufsgruppen mit wochenbezogener Dokumentation bisheriger Behandlungsergebnisse und weiterer Behandlungsziele

Die Forderung von einigen MDK nach Anwesenheitslisten bei der Teambesprechung ist zurückzuweisen. Stellen Sie über Verfahrensanweisungen innerhalb des Hauses die regelmäßige Teilnahme aller Berufsgruppen sicher.

Funktionsorientierte Physikalische Therapie

Sind die Voraussetzungen für eine Geriatrische Komplexbehandlung nicht erfüllt, war diese eventuell auch gar nicht geplant, so kann die Arbeit der **Physiotherapie, der Physikalischen Therapie** und der **Ergotherapie** unter bestimmten Bedingungen trotzdem kodiert werden:

OPS 8-561.1 Funktionsorientierte physikalische Monotherapie
Hierfür muss eine der genannten Therapeutengruppen mindestens 5 Therapieeinheiten à mind. 30 Minuten pro Woche erbracht haben, wobei der Anteil der Gruppentherapien nicht näher festgelegt ist.

2. Die wichtigsten Kodierregeln unter Berücksichtigung geriatrischer Probleme

OPS 8-561.2 Kombinierte funktionsorientierte physikalische Therapie
Hierfür müssen zwei Therapeutengruppen mindestens 10 Therapieeinheiten à mind. 30 Minuten pro Woche erbracht haben, auch hier sind Gruppentherapien nicht näher festgelegt. Die Behandlung muss aber mindestens 10 Tage gedauert haben.

Ein komplettes Assessment ist für die Funktionsorientierte physikalische Therapie nicht notwendig. Vorgesehen ist eine standardisierte Befunderhebung zu Beginn der Behandlung, die z. B. in Form des Tinetti-Tests erbracht werden kann.

Beachten Sie bitte, dass die Physiotherapie (Krankengymnastik) und die Physikalische Therapie (z. B. Bäder, Packungen, Massagen) bei den Ziffern zur Geriatrischen Komplexbehandlung als <u>eine</u> Therapeutengruppe gelten, während sie bei der Funktionsorientierten physikalischen Therapie <u>zwei</u> Therapiebereiche darstellen!

Logopädie

Die **Logopädische Behandlung** außerhalb der GK kann mit der OPS-Ziffer 9-320 kodiert werden.

2. Die wichtigsten Kodierregeln unter Berücksichtigung geriatrischer Probleme

Die Behandlung in der Tagesklinik

Die in 2006 eingeführte OPS-Ziffer **8-553 Teilstationäre geriatrisch-frührehabilitative Behandlung** ist seit 2007 durch die Ziffer

8-98a Teilstationäre geriatrische Komplexbehandlung

ersetzt. Dabei sind die Bedingungen geändert und eine Graduierung eingeführt worden. Neben der fachärztlichen Behandlungsleitung mit Zusatzweiterbildung oder Schwerpunktbezeichnung „Klinische Geriatrie" müssen folgende Mindestmerkmale erfüllt sein:

- ✓ Ärztliche Visite
- ✓ Aktivierend-therapeutische Pflege
- ✓ Vorhandensein folgender Therapiebereiche:
    - o Physiotherapie
    - o Physikalische Therapie
    - o Ergotherapie
    - o Psychologie/Neuropsychologie
    - o Logopädie/fazio-orale Therapie

und
    - o Sozialdienst
- ✓ Erhebung des kompletten geriatrischen Assessments (wie bei der stat. GK) zu Beginn der Behandlung oder Vorhandensein eines max. 4 Wochen alten Assessments in den Bereichen
    - o Selbsthilfefähigkeit (z. B. Barthel-Index)
    - o Mobilität (z. B. Timed up&go oder Tinetti-Test)

2. Die wichtigsten Kodierregeln unter Berücksichtigung geriatrischer Probleme

- o Kognition (z. B. MiniMental)
- o Emotion (z. B. Geriatrische Depressionsskala)
- o Soziales Assessment in mindestens 5 Bereichen (soziales Umfeld, Wohnumfeld, häusliche/außerhäusliche Aktivitäten, Pflege-/Hilfsmittelbedarf, rechtliche Verfügungen)

✓ Gesamtaufenthaltsdauer in der teilstationären Einrichtung (inkl. Lagerungs- und Erholungszeiten) von mind. 5,5 Stunden täglich (ohne Transportzeiten)

Je nach **Intensität der durchgeführten Therapie** wird dann unterschieden zwischen:

8-98a.0 Basisbehandlung ohne besondere weitere Anforderungen

8-98a.10 Umfassende Behandlung mit Einsatz von mind. 2 der o.g. Therapiebereiche sowie einer Gesamttherapiedauer von 60-90 min, wobei die Einzeltherapie mind. 30 min betragen muss

8-98a.11 Umfassende Behandlung mit Einsatz von mind. 2 der o. g. Therapiebereiche sowie einer Gesamttherapiedauer von mehr als 90 min, wobei die Einzeltherapie mind. 45 min betragen muss

2. Die wichtigsten Kodierregeln unter Berücksichtigung geriatrischer Probleme

Die kompletten Auslegungshinweise der MDK-Gemeinschaft zur OPS 8-98a sind im Anhang einsehbar.

Beachten Sie bitte, dass die Physiotherapie (Krankengymnastik) und die Physikalische Therapie (z. B. Bäder, Packungen, Massagen) bei den Ziffern zur (stationären) Geriatrischen frührehabilitativen Komplexbehandlung als eine Therapeutengruppe gelten, während sie bei der Teilstationären geriatrischen Komplexbehandlung zwei Therapiebereiche darstellen!

Jeder Tag mit teilstationärer geriatrischer Behandlung, an dem diese Bedingungen erfüllt werden, ist einzeln zu kodieren!

3. ICD-Schlüsselnummern für Krankheiten und Gesundheitsprobleme

3.1. Gehirn und periphere Nerven

Demenz/Verwirrtheit

G30.1+ Alzheimer-Krankheit mit spätem Beginn (> 65 Jahre)

F00.1* Demenz bei Alzheimer Krankheit mit spätem Beginn (> 65 Jahre)

F01.0 Vasculäre Demenz mit akutem Beginn
⇨ z. B. nach mehreren rasch aufeinanderfolgenden Schlaganfällen

F01.1 Multiinfarkt-Demenz
⇨ Vorwiegend kortikal, entwickelt sich allmählich durch mehrere ischämische Episoden

F01.2 Subkortikale vasculäre Demenz
⇨ „Hypertonie-/Diabetesanamnese" und „ischämische Herde im Marklager der Hemisphären"

F01.3 Gemischte kortikale und subkortikale vasculäre Demenz

F01.9 Vasculäre Demenz (Typ nicht näher bekannt)

G30.8+ Sonstige Alzheimer-Krankheit

F00.2* Demenz bei Alzheimer-Krankheit, gemischte Form
⇨ mit vasculären Risikofaktoren/Komponenten

F02.3* Demenz bei primärem Parkinsonsyndrom
⇨ Parkinsonsyndrom gesondert kodieren, vgl. Seite 17

G31.0 Umschriebene Hirnatrophie
⇨ Frontotemporale Demenz (FTD)

G31.82 Lewy-Körper-Demenz

3. ICD-Schlüsselnummern für Krankheiten und Gesundheitsprobleme

G91.20 Idiopathischer Normaldruckhydrocephalus

F02.8* Demenz bei weiteren, definierten Erkrankungen
⇨ z. B. Urämie(N18-+)

F10.6 Korsakow-Syndrom, durch Alkohol bedingt

F03 Senile Demenz (Typ nicht bekannt)
⇨ ausgenommen Delir bei seniler Demenz, wird mit F05.1 kodiert

Eine Kodierung von F03 sollte nicht erfolgen, da eine genauere Einstufung in der Regel möglich ist.

F05.0 Akuter Verwirrtheitszustand (Delir) ohne vorbestehende Demenz
⇨ z. B. „Durchgangssyndrom"

F05.1 Akuter Verwirrtheitszustand oder Bewusstseinsschwankung oder Störung des Schlaf-/Wachrhythmus bei Demenz

F05.8 Akuter Verwirrtheitszustand, Delir mit gemischter Ätiologie, Delir

F06.7 Leichte kognitive Störung (in Verbindung mit einer körperlichen Erkrankung)

F07.2 Organisches Psychosyndrom nach Schädelhirntrauma
⇨ z. B. Kopfschmerzen, Schwindel, leichte Erschöpfbarkeit, Gedächtnisstörungen

G93.1 Hypoxischer Hirnschaden
⇨ z. B. nach Reanimation

G93.80 Apallisches Syndrom

3. ICD-Schlüsselnummern für Krankheiten und Gesundheitsprobleme

Kognitive Funktionseinschränkung, erfasst im MMSE (MiniMental State Examination)

ICD	Bewertung	Punktzahl
U51.02	Keine oder leichte kognitive Funktionseinschränkung	24-30
U51.12	Mittlere kognitive Funktionseinschränkung	17-23
U51.22	Schwere kognitive Funktionseinschränkung	0-16

Kognitive Funktionseinschränkung, erfasst im Erweiterten Barthel-Index

ICD	Bewertung	Punktzahl
U51.00	Keine oder leichte kognitive Funktionseinschränkung	70-90
U51.10	Mittlere kognitive Funktionseinschränkung	20-65
U51.20	Schwere kognitive Funktionseinschränkung	0-15

TIA und akuter Schlaganfall

I67.4 Hypertensive Enzephalopathie
⇨ Kopfschmerz, Schwindel, Sehstörungen während einer hypertensiven Krise

G45.02 Hirnstamm-TIA (Symptome 1-24 h andauernd)

G45.12 Großhirn-TIA (Symptome 1-24 h andauernd)

3. ICD-Schlüsselnummern für Krankheiten und Gesundheitsprobleme

G45.42 Amnestische Episode (1-24 Stunden andauernd)
⇨ Kurzzeitige Verwirrtheit mit Amnesie, als transitorische Ischämie eingeschätzt

I63.0 Hirninfarkt bei atherosklerotischer/m Stenose/Verschluss der A. carotis oder A. vertebralis

I63.3 Hirninfarkt bei atherosklerotischer/m Stenose/Verschluss intrakranieller Gefäße
⇨ kein Hinweis auf kardiale Genese, Carotiden bzw. Vertebrales frei, z. B. bei Mediastenose

I63.3 Lakunärer Hirninfarkt

I63.4 Hirninfarkt bei (kardio-) embolischem Verschluss eines intrakraniellen Gefäßes
⇨ z. B. kardial-embolischer Mediainsult

I63.1 Hirninfarkt bei (kardio-) embolischem Verschluss der A. carotis oder A. vertebralis

I63.9 Hirninfarkt (Genese unbekannt)

I61.2 Intrazerebrale Großhirnblutung

I64 Schlaganfall, nicht als Blutung oder Infarkt bezeichnet
⇨ z. B. bei Verlegungen ohne CCT

Parallel zur Kodierung von I63,- Hirninfarkt dürfen die ICD-Kodes G46.1, G46.2 und G46.3 für zerebrale Gefäßsyndrome bei zerebrovaskulären Krankheiten nicht verschlüsselt werden.

Bitte beachten Sie, dass I65.- und I66.- nicht zur Ursachenverschlüsselung von I63.- Hirninfarkt Verwendung finden können.

3. ICD-Schlüsselnummern für Krankheiten und Gesundheitsprobleme

Neurologische Defizite eines frischen oder alten Schlaganfalls (zusätzlich kodieren)

G81.0 Schlaffe Hemiparese und Hemiplegie

G81.1 Spastische Hemiparese und Hemiplegie

G81.9 Hemiparese und Hemiplegie (nicht näher bez.)
⇨ Frühbilder des Schlaganfalles bieten stets ein Mischbild aus schlaffer und spastischer Parese in unterschiedlichen Muskelgruppen, daher sollte im Frühbild G81.9 verschlüsselt werden.

H53.4 Hemianopsie, Quadrantenanopsie

R29.5 Neurologischer Neglect

R47.0 Dysphasie und Aphasie

R47.1 Dysarthrie und Anarthrie

R48.0 Dyslexie und Alexie

R48.8 Agraphie, Akalkulie

R48.2 Apraxie

R13.0 Schluckstörungen mit Beaufsichtigungspflicht bei der Nahrungsaufnahme

Nur wenn sie mindestens 7 Tage bestehen oder eine Magensonde notwendig ist!

F07.8 Rechtshemisphärische organische affektive Störung

G93.6 Hirnödem

Im Rahmen zentralnervöser Geschehen (Apoplex / cerebrale Blutung) werden einzelne Hirnnervenschädigungen (z. B. Facialisparese) nicht kodiert.

3. ICD-Schlüsselnummern für Krankheiten und Gesundheitsprobleme

Alter Schlaganfall
(erst die neurologischen Defizite, dann einen Kode aus dieser Liste kodieren)

- I69.0 Folgen einer Subarachnoidalblutung
- I69.1 Folgen einer intrazerebralen Blutung
- I69.3 Folgen eines Hirninfarktes
- I69.4 Folgen eines Schlaganfalls (nicht bekannt, ob Blutung oder Infarkt)

Andere vaskuläre Erkrankungen des Gehirns

- I67.3 Subkortikale vasculäre Enzephalopathie
  ⇨ Diagnose im CCT plus klinische Symptome z. B. apraktische Gangstörung, vaskuläres Parkinsonsyndrom, rezidiv. lakunäre Syndrome, Hirnleistungsstörungen.

 Nicht gleichzeitig mit *F01.2 Subkortikale vasculäre Demenz* kodieren!

- I65.0 Verschluss und Stenose der Arteria vertebralis (ohne Insult)
- I65.2 Verschluss und Stenose der Arteria carotis (ohne Insult)
- I67.2 Cerebrale Arteriosklerose
  ⇨ z. B. multiple Verkalkungen in verschiedenen Gefäßen im CCT nachgewiesen

3. ICD-Schlüsselnummern für Krankheiten und Gesundheitsprobleme

Psychische Auffälligkeiten/Depressionen

F06.6 Affektlabilität, Ermüdbarkeit, körperliche Missempfindung als Folge einer organischen Hirnerkrankung

F06.3 Depression infolge einer organischen Hirnerkrankung

F43.0 Akute Belastungsreaktion
⇨ Psych. Störung als Reaktion auf außergewöhnliche Belastung/Krisenreaktion

F43.2 Anpassungsstörung
⇨ z. B. depressive Reaktion bei erheblichen Lebensveränderungen, Trauerreaktion

F62.80 Persönlichkeitsveränderung bei chronischem Schmerzsyndrom

G47.0 Ein- und Durchschlafstörungen

F32.0 Leichte erstmalige depressive Episode

F32.1 Mittelgradige erstmalige depressive Episode
⇨ Medikamentöse Therapie erforderlich

F32.2 Schwergradige erstmalige depressive Episode
⇨ mit psychotischer Entgleisung oder Suizidäußerung

F33.0 Leichte Episode einer rezidiv. Depression

F33.1 Mittelgradige Episode einer rezidiv. Depression
⇨ Medikamentöse Therapie erforderlich

F33.2 Schwergradige Episode einer rezidiv. Depression
⇨ mit psychotischer Entgleisung oder Suizidäußerung

3. ICD-Schlüsselnummern für Krankheiten und Gesundheitsprobleme

F32.9 Depressive Episode (nicht näher bezeichnet)
F50.8 Psychogener Appetitverlust
R42 Schwindel und Taumel
R44.0 Akustische Halluzinationen
R44.1 Optische Halluzinationen

Primäre und sekundäre Neubildungen

C79.3 Hirnmetastasen
D32.0 Meningeom
C71.- Bösartige Neubildung des Gehirns

Für einzelne Regionen im ICD-Katalog nachsehen.

Parkinson-Syndrom

Bei der Kodierung des Primären Parkinson-Syndroms (G20.--) bezeichnet die **4. Stelle** den Schweregrad des Krankheitsbildes nach der modifizierten Stadieneinteilung nach Hoehn und Yahr. Mit der **5. Stelle** wird eine eventuelle Wirkungsfluktuation dokumentiert:
0 ohne Wirkungsfluktuation
1 mit Wirkungsfluktuation

3. ICD-Schlüsselnummern für Krankheiten und Gesundheitsprobleme

G20.0- Primäres Parkinson Syndrom mit fehlender oder geringer Beeinträchtigung
⇨ Stadien 0 bis 2,5: Keine Anzeichen der Erkrankung; einseitige Erkrankung; einseitige und axiale Beteiligung;beidseitige Erkrankung ohne Gleichgewichtsstörung; leichte beidseitige Erkrankung mit Ausgleich beim Zugtest.

G20.1- Primäres Parkinson Syndrom mit mäßiger bis schwerer Beeinträchtigung
⇨ Stad. 3: Leichte bis mäßige beidseitige Erkrankung: leichte Haltungsinstabilität; körperlich unabhängig; Stad. 4: Starke Behinderung; kann noch ohne Hilfe laufen oder stehen.

G20.2- Primäres Parkinson Syndrom mit schwerster Beeinträchtigung
⇨ Stadium 5: Ohne Hilfe an den Rollstuhl gefesselt oder bettlägerig

G20.9- Primäres Parkinson Syndrom, nicht näher bezeichnet
F02.3* Demenz bei primärem Parkinsonsyndrom

F06.0 Organische Halluzinose (ohne Demenz)
⇨ z. B. bei Parkinsonsyndrom

G21.0 Malignes Neuroleptikasyndrom

G21.1 Sonstiges arzneimittelinduziertes Parkinsonsyndrom
⇨ z .B. Parkinsonoid unter Neuroleptika

G21.4 Vaskuläres Parkinson-Syndrom

3. ICD-Schlüsselnummern für Krankheiten und Gesundheitsprobleme

Andere Erkrankungen des ZNS

G14 Postpolio-Syndrom
⇨ Postpoliomyelitis-Syndrom; zunehmende Müdigkeit, Muskel- und Gelenkkschmerzen sowie Muskelschwäche, welche nicht durch andere Ursachen erklärt werden können

G25.0 Essentieller Tremor

G25.81 Restless-Legs-Syndrom

G31.2 Cerebellare Ataxie durch Alkohol, alkoholtoxische Enzephalopathie

G40.5 Epileptische Anfälle im Zusammenhang mit Alkohol

G40.1 Fokale symptomatische Epilepsie

G40.6 Grand-mal-Anfälle

G40.8 Sonstige Epilepsien

G41.0 Grand-mal-Status

R51 Kopfschmerzen

R55 Synkope und Kollaps

Periphere Nerven und Muskeln

G50.0 Trigeminusneuralgie

G58.0 Interkostalneuropathie

G51.0 Periphere Facialisparese

G62.1 Alkoholpolyneuropathie

G62.80 Critical-illness-Polyneuropathie

G62.9 Polyneuropathie (Ursache nicht bekannt)

3. ICD-Schlüsselnummern für Krankheiten und Gesundheitsprobleme

G63.1* Paraneoplastische PNP
G72.1   Alkoholmyopathie
G72.80 Critical-illness-Myopathie

S74.1   Verletzung des Nervus femoralis
⇨ Ist dies intraoperativ passiert, z. B. bei Hüft-TEP zusätzlich Y84.9! Zwischenfälle durch med. Maßnahmen, nicht näher bezeichnet kodieren.

S84.1   Verletzung des Nervus peronaeus in Höhe des Unterschenkels
⇨ Ist dies intraoperativ passiert, z. B. bei Hüft-TEP zusätzlich Y84.9! Zwischenfälle durch med. Maßnahmen, kodieren

3. ICD-Schlüsselnummern für Krankheiten und Gesundheitsprobleme

3.2. Blutdruck, Herz und Gefäße

Bei der Kodierung der folgenden ICD-Kode I10.- bis 13.- wird mit der 5. Stelle eine ggf. aufgetretene hypertensive Krise kodiert:

0 ohne hypertensive Krise
1 mit hypertensiver Krise

Hyper- und Hypotonus

I10.0- Benigne essentielle Hypertonie

I10.1- Maligne essentielle Hypertonie

I11.0- Hypertensive Herzkrankheit mit (kongestiver) Herzinsuffizienz

I11.9- Hypertensive Herzkrankheit ohne (kongestive) Herzinsuffizienz

I13.0- Hypertensive Herz- und Nierenkrankheit mit (kongestiver) Herzinsuffizienz

I13.1- Hypertensive Herz- und Nierenkrankheit mit Niereninsuffizienz

I13.2- Hypertensive Herz- und Nierenkrankheit mit (kongestiver) Herzinsuffizienz und Niereninsuffizienz

Die Nierenfunktion sollte zumindest rechnerisch über die Cockcroft-Gault-Formel (s.a. Kap. 3.5) dokumentiert sein. Als Grundlage einer hypertensiven Herzkrankheit sind neben der Anamnese Hypertrophiezeichen und Blockbilder im EKG sowie Zeichen der Hypertrophie und diastolischen Herzinsuffizienz in der Echokardiographie zu werten. Eine gleichzeitig bestehende KHK schließt die hypertensive Herzerkrankung nicht aus. Eine gleichzeitig bestehende glomeruläre Nephropathie als diabetogene Nierenschädigung (Proteinurie!) schließt eine hypertensive Nephropathie nicht aus. Beides kann parallel kodiert werden. Das Ausmaß der Herzinsuffizienz (I 50.1-) sowie der chronischen Nierenkrankheit (N18.8 -) sind zusätzlich zu kodieren.

I67.4 Hypertensive Enzephalopathie
⇨ Kopfschmerz, Schwindel, Sehstörungen während einer hypertensiven Krise

I95.1 Orthostatische Hypotonie

I95.2 Hypotonie durch Arzneimittel
⇨ z. B. Antihypertensiva, anticholinerg wirkende Antidepressiva

R55 Synkope und Kollaps

Koronare Herzkrankheit

I20.0 Instabile Angina pectoris

 Stellt sich dann ein Infarkt heraus, darf die Angina pectoris nicht kodiert werden, es sei denn, sie tritt nach dem Infarkt wieder auf!

I20.8 Stabile Angina pectoris

I25.11 Koronare 1-Gefäßerkrankung

I25.12 Koronare 2-Gefäßerkrankung

3. ICD-Schlüsselnummern für Krankheiten und Gesundheitsprobleme

I25.13 Koronare 3-Gefäßerkrankung
I25.14 KHK mit Stenose des linken Hauptstammes
I25.15 KHK mit stenosiertem Bypass-Gefäß
I25.16 KHK mit stenosierten Stents
I25.19 KHK (betroffene Gefäße nicht bekannt)
Z03.4 Beobachtung bei Verdacht auf Herzinfarkt

Diese Ziffer ist nicht als Hauptdiagnose gedacht. Man wählt stattdessen das führende Symptom oder, wenn die Beschwerden geklärt werden konnten, die tatsächlich vorliegende Erkrankung, z. B. Pleuritis.

Akuter Myokardinfarkt
(Infarktalter bis zu 4 Wochen)

I21.0 Akuter transmuraler Vorderwandinfarkt
I21.1 Akuter transmuraler Hinterwandinfarkt
I21.4 Akuter nichttransmuraler Myocardinfarkt

Rezidivierender Myokardinfarkt
(Eintritt innerhalb von ≤ vier Wochen (28 Tagen) nach vorausgegangenem Infarkt)

I22.0 Vorderwandinfarkt, rezidivierend
I22.1 Hinterwandinfarkt, rezidivierend
I22.8 Sonstige Lokalisationen, rezidivierend

Alter Myokardinfarkt
(rein anamnestische Angabe, die aber das Procedere beeinflusst hat)

I25.20 Alter Myocardinfarkt (29 Tage bis 4 Monate)

I25.21 Alter Myocardinfarkt (4 Monate bis 1 Jahr)

I25.22 Alter Myocardinfarkt (≥ 1 Jahr)

I25.5 Ischämische Kardiomyopathie
⇨ Dilatation und erhebliche Hypokontraktilität des Ventrikels nach großen Infarkt(en)

3. ICD-Schlüsselnummern für Krankheiten und Gesundheitsprobleme

Herzmuskelerkrankungen/Herzinsuffizienz

I42.0 Dilatative Kardiomyopathie

I42.6 Alkoholische Kardiomyopathie

I25.5 Ischämische Kardiomyopathie
⇨ Dilatation und erhebl. Hypokontraktilität des Ventrikels nach großen Infarkt(en)

I50.00 Primäre Rechtsherzinsuffizienz
⇨ Ohne Linksherzinsuffizienz, z. B. bei Lungenerkrankungen

I50.01 Globale Herzinsuffizienz, Rechtsherzinsuffizienz bei Linksherzinsuffizienz
⇨ der Schweregrad der Linksherzinsuffizienz wird zusätzlich kodiert

K76.1 Chronische Stauungsleber

I50.11 Linksherzinsuffizienz NYHA I (ohne Beschwerden)

I50.12 Linksherzinsuffizienz NYHA II (Beschwerden bei stärkerer Belastung)

I50.13 Linksherzinsuffizienz NYHA III (Beschwerden bei leichter Belastung)

I50.14 Linksherzinsuffizienz NYHA VI, Lungenödem (Beschwerden in Ruhe)

I50.19 Linksherzinsuffizienz, nicht näher bezeichnet

J91* Pleuraerguss bei andernorts klassifizierten Krankheiten
⇨ z. B. bei Herzinsuffizienz, Pneumonie

J41.1* Grippe-Myocarditis

3. ICD-Schlüsselnummern für Krankheiten und Gesundheitsprobleme

Klappenerkrankungen (erworben, rheumatisch)

- I05.0 Mitralklappenstenose
- I05.1 Mitralklappeninsuffizienz
- I05.2 Mitralklappenstenose mit Insuffizienz
- I06.0 Aortenklappenstenose
- I06.1 Aortenklappeninsuffizienz
- I06.2 Aortenklappenstenose mit Insuffizienz

Klappenerkrankungen (erworben, nicht rheumatisch)

- I33.0 Akute und subakute infektiöse Endokarditis
- I35.0 Aortenklappenstenose
- I35.1 Aortenklappeninsuffizienz
- I35.2 Aortenklappenstenose mit Insuffizienz
- I34.0 Mitralklappeninsuffizienz
- I36.1 Trikuspidalklappeninsuffizienz

Kombinierte Klappenerkrankungen sind als Kombination zu verschlüsseln (I08.-). Bei Alterspatienten wird häufig von einer rheumatischen Genese auszugehen sein.
Die Aufwandsrelevanz von Klappenvitien sollte speziell dokumentiert sein, z. B. durch die Auswahl einer bestimmten Medikamentenkombination.

3. ICD-Schlüsselnummern für Krankheiten und Gesundheitsprobleme

Kombinierte Klappenerkrankungen (erworben)

I08.0 Krankheiten der Mitral– und Aortenklappe, kombiniert
I08.1 Krankheiten der Mitral– und Trikuspidalklappe, kombiniert
I08.2 Krankheiten der Aorten– und Trikuspidalklappe, kombiniert
I08.3 Krankheiten der Mitral–, Aorten- und Trikuspidalklappe, kombiniert

Rhythmusstörungen

R55   Synkope und Kollaps
R00.0 Sinustachykardie
R00.1 Bradykardie, auch Sinusbradykardie
I44.0 AV-Block I. Grades
I44.1 AV-Block II. Grades
I44.2 AV-Block III. Grades

 Y82.8! Zwischenfälle durch medizintechnische Geräte zusätzlich kodieren, wenn die Rhythmusstörung Folge einer Schrittmacherfehlfunktion ist.

I44.7 Linksschenkelblock
I45.0 Rechtsschenkelblock
I45.5 SA-Block

3. ICD-Schlüsselnummern für Krankheiten und Gesundheitsprobleme

I47.1	Paroxysmale supraventrikuläre Tachycardie
I47.2	Ventrikuläre Tachycardie
I48.10	Paroxysmales Vorhofflimmern
I48.11	Chronisches Vorhofflimmern
I48.00	Paroxysmales Vorhofflattern
Z92.1	Dauertherapie mit Antikoagulantien
	⇨ bei Blutung stattdessen D68.3 kodieren
I49.0	Kammerflattern und Kammerflimmern
I49.3	Ventrikuläre Extrasystolie
I49.5	Sick-Sinus-Syndrom
I46.0	Herzstillstand mit erfolgreicher Wiederbelebung

Folgende Ziffern werden zusätzlich kodiert, um die äußere Ursache der Rhythmusstörung zu klassifizieren:

Y57.9!	Unerwünschte Nebenwirkung von Arzneimitteln
	⇨ Bei indikationsgerechter Anwendung des Arzneimittels, z. B. Digitalis oder ß-Blocker
X49.9!	Akzidentelle Vergiftung mit Arzneimitteln
	⇨ bei versehentlicher Überdosierung oder versehentlicher Einnahme
T46.0	Vergiftung mit Herzglykosiden
	⇨ Bei Einnahme in suizidaler Absicht, irrtümlicher Einnahme oder erheblicher Überdosierung.

 Nicht bei Kumulation bei bestimmungsgemäßem Gebrauch kodieren!

3. ICD-Schlüsselnummern für Krankheiten und Gesundheitsprobleme

Zustände nach

 Die folgenden Ziffern werden nur kodiert, wenn sie beim gegenwärtigen Aufenthalt den Behandlungsaufwand erhöht haben:

Z95.0	Z. n. Implantation eines Schrittmachers/ Kardiodefibrillators
T82.1	Mechanische Komplikation (z. B. Fehllage/ Sondenbruch) eines SM
Z95.1	Z. n. Bypass-OP
Z95.5	Z. n. Stent-Implantation
Z95.2	Z. n. Implantation einer künstlichen Herzklappe
Z95.3	Z. n. Implantation einer Bio-Klappe
Z92.1	Dauertherapie mit Antikoagulanzien ⇨ bei Blutung stattdessen D68.30 kodieren
Z95.81	Z. n. Portimplantation
Z95.88	Z. n. peripherer Gefäßplastik/-prothese

Lungenembolie

I26.0	Massive Lungenembolie
I26.9	Nicht-massive Lungenembolie

Cor pulmonale

I27.1	Chron. Rechtsherzbelastung durch Kyphoskoliose
I27.20	Pulmonale Hypertonie bei chron. Thromboembolie

3. ICD-Schlüsselnummern für Krankheiten und Gesundheitsprobleme

I27.28 Pulmonale Hypertonie bei sonst. Lungenerkrankung
⇨ diese bitte zusätzlich angeben

Periphere Gefäße

- I70.20 Periphere aVK (Gehstrecke ≥ 200m = Fontaine IIa oder nicht näher bezeichnet)
- I70.21 Periphere aVK mit Claudicatio intermittens, (Gehstrecke < 200m = Fontaine IIb)
- I70.22 Periphere aVK mit Ruheschmerz
- I70.23 Periphere aVK mit Ulzeration
- I70.24 Periphere aVK mit Gangrän
- I71.4 Bauchaortenaneurysma
- I80.1 Thrombose der Vena femoralis
- I80.2 Unterschenkelvenen- und Popliteathrombose
- I80.3 Tiefe Beinvenenthrombose (genaue Lokalisation nicht bekannt)
- I83.0 Ulcus cruris bei Varicosis
- I83.1 Oberflächliche Thrombophlebitis bei Varicosis
- I83.9 Varicosis
- I87.0 Postthrombotisches Syndrom, Postphlebitisches Syndrom
- I87.2 Chronisch-venöse Insuffizienz

3. ICD-Schlüsselnummern für Krankheiten und Gesundheitsprobleme

3.3. Atmungsorgane

Obere Luftwege, Bronchien und Lunge

R04.0	Epistaxis
J06.9	Akuter Infekt der oberen Luftwege
J20.9	Akute Bronchitis (Erreger nicht bekannt)

Sollte der Erreger bekannt sein, unter *J20.- Akute Bronchitis* spezifizieren.

Bei der COPD bezeichnet die fünfte Stelle den Grad der Obstruktion (LuFu):

0 = FEV_1 < 35% des Sollwertes
1 = FEV_1 35 % bis < 50% des Sollwertes
2 = FEV_1 50% bis < 70% des Sollwertes
3 = FEV_1 >= 70% des Sollwertes
9 = LuFu liegt nicht vor

J44.0-	COPD mit akuter Infektion
J44.1-	COPD mit akuter Exacerbation (ohne Infektion)
J44.8-	COPD (ohne akute Exacerbation)
J43.9	Emphysem ⇨ nicht zusammen mit COPD kodieren
J45.0	Allergisches Asthma bronchiale
J46	Status asthmaticus
J62.8	Silikose

3. ICD-Schlüsselnummern für Krankheiten und Gesundheitsprobleme

D75.1 Sekundäre Polyglobulie
⇨ z. B. hypoxämisch bei chronischen Lungenerkrankungen oder Rauchern

Pneumonie

 Bei ambulant erworbener Pneumonie Qualitätssicherungs-Bogen ausfüllen (soweit in Ihrem Haus erforderlich).

U69.00! Zusatzkode für nosokomiale Pneumonien
⇨ gilt für im eigenen wie in einem anderen Krankenhaus erworbene Pneumonien zur Abgrenzung von der ambulant erworbenen Pneumonie

⇨ unter einer im KH erworbenen Pneumonie versteht man eine Pneumonie, deren Symptome und Befunde die CDC-Kriterien erfüllen und frühestens 48 Std. nach Aufnahme in ein KH auftreten oder sich innerhalb von 28 Tagen nach Entlassung aus einem KH manifestieren

J13 Pneumokokkenpneumonie
J15.9 Bakterielle Pneumonie (Erreger nicht bekannt)

 Sollte der Erreger bekannt sein, unter *J15.- Pneumonie durch Bakterien, anderenorts nicht klassifiziert* spezifizieren.

J12.0 Pneumonie durch Adenoviren
J12.9 Viruspneumonie, (Virus nicht bekannt)
J18.0 Bronchopneumonie (nicht bekannt, ob viral oder bakteriell)

3. ICD-Schlüsselnummern für Krankheiten und Gesundheitsprobleme

J18.1	Lobärpneumonie (nicht bekannt, ob viral oder bakteriell)
J18.2	Hypostatische Pneumonie ⇨ Bds. basal bei bettlägerigen Patienten
J69.0	Aspirationspneumonie
T17.8	Aspiration von Erbrochenem oder Mageninhalt
J92.9	Pleuraschwarte
J91*	Pleuraerguss bei andernorts klassifizierten Krankheiten ⇨ z. B. bei Herzinsuffizienz, Pneumonie, malignen Grunderkrankungen
Z88.0	Allergie gegen Penicillin in der Eigenanamnese

Grippe

J10.2	Grippe mit sonst. Atemwegssymptomen durch sonstige Influenzaviren ⇨ saisonale Influenza
J10.0	Grippe mit Pneumonie durch sonstige Influenzaviren ⇨ saisonale Influenza
J09	Grippe durch bestimmte Influenzaviren ⇨ Influenza A/H1N1, Pandemie 2009 („Schweinegrippe")

3. ICD-Schlüsselnummern für Krankheiten und Gesundheitsprobleme

Bösartige Neubildungen

C34.0 Bronchialkarzinom am Hilus/Hauptbronchus
C34.1 Bronchialkarzinom Oberlappen
C34.2 Bronchialkarzinom rechter Mittellappen
C34.3 Bronchialkarzinom Unterlappen
C34.8 Ausgedehntes Bronchialkarzinom
C34.9 Bronchialkarzinom (Lokalisation nicht näher bezeichnet)
C78.0 Lungenmetastasen
C78.2 Sekundäre Pleurakarzinose

Krankheiten der Atemwege nach med. Maßnahmen

Z43.0 Versorgung eines Tracheostomas
J95.0 Funktionsstörung eines Tracheostomas
⇨ Blutung, Obstruktion, Fistelbildung
J95.80 Iatrogener Pneumothorax
J95.81 Stenose der Trachea nach med. Maßnahmen

3. ICD-Schlüsselnummern für Krankheiten und Gesundheitsprobleme

3.4. Verdauungsorgane

Ernährung

In der ICD wird die Mangelernährung über einen Gewichtsverlust definiert, der zu einem Körpergewicht führt, das mit dem Mittelwert einer Bezugspopulation verglichen wird. Da aber in der Bundesrepublik in der Altersgruppe über 65 Jahre mehr als die Hälfte der Bevölkerung übergewichtig ist, erscheint es nicht sinnvoll, diesen Wert als Basis für die Erfassung einer Unterernährung heranzuziehen.

Stützen Sie sich auf die Anamnese bezüglich Essverhalten und Gewicht und Ihren klinischen Eindruck. Die unten genannten Definitionen beziehen sich der Einfachheit halber nur auf Allgemeinzustand und Body-Mass-Index (BMI = Körpergewicht/Größe²), dessen Grenzwerte bei Senioren etwas höher angesetzt werden.

Im Nutrional Risk Screening (NRS 2002) und anderen Skalen zur Erfassung einer Mangelernährung werden außerdem ein Gewichtsverlust > 5% und eine Nahrungszufuhr unterhalb des Bedarfs berücksichtigt.

E43 Erhebliche Energie- und Eiweißmangelernährung
⇨ BMI < 18,5 kg/m² und reduzierter Allgemeinzustand

E44.0 Mäßige Energie- und Eiweißmangelernährung
⇨ BMI 18,5 - 20,5 kg/m² und reduzierter Allgemeinzustand

3. ICD-Schlüsselnummern für Krankheiten und Gesundheitsprobleme

E44.1	Leichte Energie- und Eiweißmangelernährung ⇨ normaler BMI, aber Gewichtsverlust oder reduzierte Nahrungsaufnahme
E86	Volumenmangel, Exsikkose
R63.0	Appetitverlust
F50.8	Psychogener Appetitverlust
R63.3	Ernährungsprobleme ⇨ Mangelnde Nahrungsaufnahme des Dementen ohne Schluckstörung, „Nahrungsverweigerung"
R13.0	Schluckstörungen mit Beaufsichtigungspflicht bei der Nahrungsaufnahme
R64	Tumorkachexie
Z46.5	Versorgen mit und Anpassen eines Stomas im Magen-Darmtrakt ⇨ bei Erstanlage einer PEG/PEJ
Z43.1	Versorgung eines Gastrostomas ⇨ bei schon bestehender PEG/PEJ
E61.1	Eisenmangel

Nicht zusätzlich bei Eisenmangelanämie!

E53.8	Folsäuremangel, Vit. B12-Mangel

Bei der Adipositas bezeichnet die **5. Stelle** den Grad der Ausprägung, gemessen mit dem BMI:

0 BMI von 30 bis unter 35 kg/m²
1 BMI von 35 bis unter 40 kg/m²
2 BMI von 40 kg/m² und mehr
9 BMI nicht näher bezeichnet

E66.0- Adipositas durch übermäßige Kalorienzufuhr
E66.1- Arzneimittelinduzierte Adipositas
⇨ z. B. durch Cortison

Mund

K12.1 Stomatitis
⇨ z. B. durch Prothese, mangelnde Nahrungsaufnahme
K12.3 Mukositis
⇨ z. B. medikamenteninduziert, strahleninduziert
B37.0 Mundsoor

Ösophagus und Magen

K21.0 Gastroösophageale Refluxkrankheit mit Ösophagitis

K22.1 Ulceröse Ösophagitis, Ösophagusulcus

 Bei Blutung zusätzlich kodieren: *K22.8 Oesophagusblutung (Sonstige näher bezeichnete Krankheiten des Ösophagus)*!

K22.6 Mallory-Weiss-Syndrom
B37.81 Candida-Ösophagitis
I98.2* Ösophagus- und Magenvarizen, ohne Blutung bei Leberkrankheiten (K70-K71+, K74.-+)
I98.3* Ösophagus- und Magenvarizen, mit Blutung
⇨ bei Leberkrankheiten (K70-K71+, K74.-+)
K25.0 Akutes Ulcus ventriculi mit Blutung

3. ICD-Schlüsselnummern für Krankheiten und Gesundheitsprobleme

K25.3 Akutes Ulcus ventriculi ohne Blutung
K25.7 Chronisches Ulcus ventriculi ohne Blutung
K26.0 Akutes Ulcus duodeni mit Blutung
K26.3 Akutes Ulcus duodeni ohne Blutung
K26.7 Chronisches Ulcus duodeni ohne Blutung
B98.0! Helicobacter pylori
K29.0 Akute hämorrhagische Gastritis/erosive Gastritis mit Blutung
K29.1 Sonstige akute Gastritis
K29.4 Chronische atrophische Gastritis
K29.5 Chronische Gastritis
K29.8 Duodenitis
K44.9 Hiatushernie, Hiatusinsuffizienz
D68.3 Blutungen unter Marcumar oder Heparin
Z92.1 Dauertherapie mit Antikoagulanzien

Darm

A04.7 Enterokolitis durch Clostridium difficile
A08.0 Akute Gastroenteritis durch Rotaviren
A08.1 Akute Gastroenteritis durch Noroviren
A08.4 Virusbedingte Darminfektion (nicht näher bez.)
A09.0 Gastroenteritis und Kolitis infektiösen Ursprungs (Erreger nicht bekannt)
⇨ auch bei vermutlich infektiösem Ursprung verwenden
A09.9 Gastroenteritis und Kolitis, unklare Genese

3. ICD-Schlüsselnummern für Krankheiten und Gesundheitsprobleme

Z29.0 Isolierung als prophylaktische Maßnahme

R10.0 Akutes Abdomen

K35.8 Akute Appendizitis, nicht näher bezeichnet
⇨ Akute Appendizitis ohne Angabe einer lokalisierten oder generalisierten Peritonitis

K55.0 Akuter Gefäßverschluss des Darms

K55.1 Chronische ischämische Colitis

K55.22 Angiodysplasie des Colons mit Blutung

K56.0 Paralytischer Ileus

K56.4 Subileus bei Obstipation

K56.5 Bridenileus

K56.6 Mechanischer Ileus (unklarer Genese)

K57.30 Colondivertikulose ohne Blutung

K57.31 Colondivertikulose mit Blutung

K57.32 Colondivertikulitis ohne Blutung

K57.33 Colondiverticulitis mit Blutung

K59.0 Obstipation

F55.1 Laxantienabusus

K60.2 Analfissur

K62.2 Analprolaps

I84.7 Thrombosierte Hämorrhoiden

I84.8 Blutende Hämorrhoiden

I84.9 Hämorrhoiden ohne Komplikationen

R14 Meteorismus

R15 Stuhlinkontinenz

R19.5 Okkultes Blut im Stuhl

3. ICD-Schlüsselnummern für Krankheiten und Gesundheitsprobleme

Leber

K76.0 Nicht-alkoholische Fettleber
K75.8 Nicht-alkoholische Steatohapatitis (NASH)
K70.0 Alkoholische Fettleber
K70.1 Alkoholhepatitis
B17.9 Kkute Virushepatitis, nicht näher bezeichnet
B18.1 Chronische Hepatitis B (ohne Delta-Virus)
B18.2 Chronische Hepatitis C
K74.6 Leberzirrhose
 ⇨ als Folge einer Virushepatitis zusätzlich *B94.2 Folgezustände der Virushepatitis* kodieren
K70.3 Alkoholtoxische Leberzirrhose
K70.4 Dekompensierte alkoholische Leberzirrhose mit oder ohne Koma hepaticum
R18 Aszites
D68.4 Gerinnungsstörungen durch Lebercirrhose
K76.7 Hepatorenales Syndrom
I98.2* Ösophagus- und Magenvarizen, ohne Blutung
 ⇨ bei Leberkrankheiten (K70-K71+, K74.-+)
I98.3* Ösophagus- und Magenvarizen, mit Blutung
 ⇨ bei Leberkrankheiten (K70-K71+, K74.-+)
K76.1 Chronische Stauungsleber
Z22.5 Keimträger der Virushepatitis
 ⇨ Symptomloser Patient, nur kodieren, wenn besondere Hygienemaßnahmen notwendig waren

3. ICD-Schlüsselnummern für Krankheiten und Gesundheitsprobleme

Galle, Pankreas

K80.20 Cholecystolithiasis
K80.00 Cholecystitis bei Cholecystolithiasis
K80.31 Choledocholithiasis mit Cholangitis und Gallengangsaufstau

Bei der akuten Pankreatitis wird mit der **5. Stelle** das Vorliegen einer Organkomplikation dokumentiert, z. B. Pankreasabszess, -nekrose, eitrige oder hämorrhagische Pankreatitis:

0 Ohne Organkomplikationen
1 Mit Organkomplikationen

K85.1- Akute biliäre Pankreatitis
K85.2- Akute alkoholinduzierte Pankreatitis
K85.9- Akute Pankreatitis, nicht näher bezeichnet
K86.0 Alkoholinduzierte chronische Pankreatitis

Sonstiges

K40.90 Einseitige Leistenhernie
K42.9 Nabelhernie
K43.9 Narbenhernie

3. ICD-Schlüsselnummern für Krankheiten und Gesundheitsprobleme

Gutartige Neubildungen

- D12.0 Polyp im Zökum
- D12.2 Polyp im Colon ascendens
- D12.3 Polyp im Colon transversum
- D12.4 Polyp im Colon descendens
- D12.5 Polyp im Colon sigmoideum
- D12.6 Colon-Polyp (Lokalisation nicht bekannt)
- D12.7 Polyp am rektosigmoidalen Übergang
- D12.8 Polyp im Rectum
- D18.03 Hämangiom der Leber
- K31.7 Hyperplastischer Magenpolyp
- K76.8 Einfache Leberzyste

Bösartige Neubildungen

Die Klassifikation der Karzinome ist eindeutig und leicht im ICD-Katalog zu finden, hier sind daher nur häufig diagnostizierte Tumore aufgeführt. Bei bekannten Tumoren kann die Kodierung oft aus Vorbefunden übernommen werden.

- C16.0 Kardiakarzinom
- C16.1 Funduskarzinom
- C16.2 Corpuskarzinom
- C16.3 Antrumkarzinom
- C16.4 Pyloruskarzinom

3. ICD-Schlüsselnummern für Krankheiten und Gesundheitsprobleme

C16.9 Magenkarzinom (genaue Lokalisation nicht bekannt)

C18.0 Zoekumkarzinom
C18.2 Colon-ascendens-Karzinom
C18.3 Kolonkarzinom rechte Flexur
C18.4 Transversumkarzinom
C18.5 Kolonkarzinom linke Flexur
C18.6 Colon-descendens-Karzinom
C18.7 Sigmakarzinom
C18.9 Kolonkarzinom (genaue Lokalisation nicht bekannt)
C19   Karzinom des rectosigmoidalen Übergangs
C20   Rectumkarzinom
C22.0 Leberzellkarzinom
C25.0 Pankreaskopfkarzinom
C25.1 Pankreascorpuskarzinom
C25.2 Pankreasschwanzkarzinom
C25.9 Pankreaskarzinom (genaue Lokalisation nicht bekannt)

C78.7 Lebermetastasen
C78.6 Peritonealkarzinose

Z85.0 Bösartige Neubildung der Verdauungsorgane in der Eigenanamnese

3. ICD-Schlüsselnummern für Krankheiten und Gesundheitsprobleme

3.5. Urogenitalsystem

Harnwegsinfektionen

Ist der Erreger bekannt, soll dieser angegeben werden:
B95.2! Enterokokken
B95.6! Staphylokokkus aureus
U80.0! MRSA
B96.2! E.coli, Enterobacter, Citrobacter, Klebsiella

N30.0 Akute Zystitis

Für den Kode N30.0 erfolgt in 2010 eine Abwertung in der CCL-Matrix.

N10 Akute Pyelonephritis
N39.0 Harnwegsinfektion (Lokalisation nicht näher bezeichnet)

Handelt es sich eventuell um eine nosokomiale Infektion?
Definition: Unauffälliger Urin bei Aufnahme, Entwicklung von Fieber und/oder anderen Symptomen und sign. pos. Uricult während des stat. Aufenthaltes (>48 Std. nach stationärer Aufnahme).
Lag zusätzlich eine Sepsis/ein systemisches inflammatorisches Response-Syndrom (SIRS) vor?
Definitionen:
SIRS: Generalisierte inflammatorische Reaktion verschiedener Ursachen (z. B. Infektion, Verbrennung, Trauma)
Sepsis: SIRS hervorgerufen durch eine Infektion

3. ICD-Schlüsselnummern für Krankheiten und Gesundheitsprobleme

 Kodieren Sie zuerst, wenn bekannt, die zugrunde liegende Infektion (z. B. Harnwegsinfekt), dann die Sepsisziffer und dann das SIRS, um den Schweregrad zu kennzeichnen, ggf. noch die Organkomplikationen sowie Angabe von Erregern und deren Resistenzlage

Bitte beachten Sie die FAQ des DIMDI: Was versteht man unter SIRS – Systemisches inflammatorisches Response-Syndrom? (Gültig seit 01.01.2007).). Diese steht unter http://www.dimdi.de/static/de/klassi/index.htm zum Download bereit.

Ergänzend zu dieser Definition ist allerdings anzumerken, dass bei Hochbetagten eine Hyperthermie vorliegt, wenn wiederholte orale Messungen Werte > 37,2°C bzw. wiederholte rektale Messungen Werte > 37,5°C ergeben haben. Da es sich an dieser Stelle um eine abweichende Interpretation der gültigen Definition des SIRS handelt, ist ein potenzieller Diskussionsbedarf bei Prüfungen seitens des MDK nicht auszuschließen.

A41.51 Sepsis durch E. coli

A40.2 Sepsis durch Enterokokken

R65.0! Systemisches inflammatorisches Response-Syndrom infektiöser Genese ohne Organkomplikationen

R65.1! Systemisches inflammatorisches Response-Syndrom infektiöser Genese mit Organkomplikationen

 Soll das Vorliegen eines septischen Schocks angegeben werden, ist eine zusätzliche Schlüsselnummer *R57.2 Septischer Schock* zu kodieren

3. ICD-Schlüsselnummern für Krankheiten und Gesundheitsprobleme

Harnblasenstörungen ohne oder mit erfolgreich behandelter Inkontinenz

N31.82 Urge-Symptomatik/Reizblase (ohne neurologisches Substrat)

N31.1 Neurogene Reflexblase durch autonome Neuropathie
⇨ z. B. Pollakisurie bei Diabetes mellitus, Morbus Parkinson

N31.81 Schlaffe Blase (ohne neurologisches Substrat)
⇨ z. B. Restharnbildung bei der Frau oder beim Mann ohne Prostatahyperplasie

N31.2 Schlaffe neurogene Blase durch autonome Neuropathie
⇨ z. B. Restharnbildung bei Diabetes mellitus, Morbus Parkinson

Inkontinenz

Inkontinenz darf nur kodiert werden, wenn sie ein Grund für die stationäre Behandlung ist, nicht als „normal" im Rahmen der Behandlung anzusehen ist oder bei Patienten mit deutlicher Behinderung oder geistiger Retardierung andauert.

N39.3 Stressinkontinenz
⇨ Beim Husten, Lachen, schweren Tragen

N39.41 Überlaufinkontinenz
⇨ Bei Inkontinenz und massivem Restharn z. B. bei Prostatahyperplasie

3. ICD-Schlüsselnummern für Krankheiten und Gesundheitsprobleme

N39.42 Dranginkontinenz
⇨ Bei starkem Harndrang und nur geringen Harnmengen

N39.48 Sonstige Harninkontinenz
⇨ z. B. durch dementiellen Abbau

R32 Nicht näher bezeichnete Harninkontinenz

 Bitte bemühen Sie sich auch bei der Verschlüsselung der Inkontinenz um eine möglichst genaue Kodierung.

Z43.5 Versorgung eines Zystostomas

Harnverhalt

N31.2 Schlaffe neurogene Harnblase, anderenorts nicht klassifiziert
⇨ Neurogener Harnverhalt

N99.8 Sonstige Krankheiten des Urogenitalsystems nach medizinischen Maßnahmen
⇨ Harnstau nach medizinischen Maßnahmen

R33 Harnverhaltung

Neurogene Blasenstörungen

G83.40 Komplettes Cauda- (equina-) Syndrom

G83.41 Inkomplettes Cauda- (equina-) Syndrom

G83.49 Cauda- (equina-) Syndrom, nicht näher bez.

3. ICD-Schlüsselnummern für Krankheiten und Gesundheitsprobleme

Um das Vorliegen einer neurogenen Blasenfunktionsstörung anzugeben, ist eine zusätzliche Schlüsselnummer aus G95.8- zu verwenden.

G95.8- Sonstige näher bezeichnete Krankheiten des Rückenmarkes
⇨ Harninkontinenz/-verhalt durch Harnblasenlähmung

Für die Kodierung der 5. Stelle im ICD-Katalog nachschlagen.

N31.0 Ungehemmte neurogene Blasenentleerung, anderenorts nicht klassifiziert
⇨ Neurogene Harnblaseninkontinenz

Chronische Nierenkrankheit

Die Glomeruläre Filtrationsrate (GFR) kann nach der Cockcroft-Gault-Formel berechnet oder auf dem Linealschieber abgelesen werden. Man benötigt Alter, Geschlecht, Körpergewicht und Serumkreatinin.

$$GFR(ml/min) = \frac{(140\text{-Alter}) \times \text{Körpergewicht (kg)}}{72 \times \text{Serumkreatinin (mg/dl)}} \times 0{,}85 \text{ bei Frauen}$$

N18.1 Chronische Nierenkrankheit, Stadium 1
⇨ GFR ≥ 90 ml/min

N18.2 Chronische Nierenkrankheit, Stadium 2
⇨ GFR 60 bis unter 90 ml/min

3. ICD-Schlüsselnummern für Krankheiten und Gesundheitsprobleme

N18.3 Chronische Nierenkrankheit, Stadium 3
⇨ GFR 30 bis unter 60 ml/min

N18.4 Chronische Nierenkrankheit, Stadium 4
⇨ GFR 15 bis unter 30 ml/min, präterminal
⇨ Präterminale Niereninsuffizienz

N18.5 Chronische Nierenkrankheit, Stadium 5
⇨ GFR < 15 ml/min
⇨ Chronische Urämie, Dialysepflichtige chronische Niereninsuffizienz, Terminale Niereninsuffizienz

N18.89 Sonstige chronische Nierenkrankheit (Stadium nicht näher bezeichnet)

Z99.2 Langzeitige Dialysepflichtigkeit (> 3 Monate)

Besondere Kodierregeln bei Kodierung der Dialysepflichtigkeit und der Dialysebehandlungen berücksichtigen - DKR 1401e - !

Die Relevanz der Diagnosestellung „Chronische Nierenkrankheit" sollte abgebildet sein, z.B. durch eine entsprechende Anpassung der Medikation (diagnostischer/therapeutischer Aufwand). Die Meinung eines einzelnen M   DK, eine chronische Nierenkrankheit könne erst bei Nachweis von mindestens 6 Monaten bestehender Veränderungen verschlüsselt werden, ist wissenschaftlich nicht belegt.

Beachte die Mitverschlüsselung bei hypertensiver Herz-Nierenkrankheit oder hypertensiver Nierenkrankheit sowie die ggf. angezeigte Doppel-Kodierung mit glomerulärer Erkrankung bei Diabetes mellitus.

3. ICD-Schlüsselnummern für Krankheiten und Gesundheitsprobleme

Andere Nierenerkrankungen

- C79.7 Nebennierenmetastasen
- N11.8 Chronische Pyelonephritis
- N20.0 Nephrolithiasis
- N26 Schrumpfniere (nicht näher bezeichnet)
- Q61.0 Nierenzyste
- N13.3 Hydronephrose bei Überlaufblase
- N17.9 Akutes Nierenversagen (nicht näher bezeichnet)
- K76.7 Hepatorenales Syndrom
- I12.00 Hypertensive Nierenkrankheit mit Niereninsuffizienz (ohne hypertensive Krise)
  ⇨ Gesicherter Zusammenhang: langjähriger Hypertonus, oft Proteinurie

- N08.3* Glomeruläre Krankheiten bei Diabetes mellitus
  ⇨ Gesicherter Zusammenhang: langjähriger Diabetes, keine andere Nierenerkrankung bekannt, Mikroalbuminurie, später Proteinurie

Medizinische Komplikationen

- N99.8 Hämaturie nach transurethralem Katheter oder SPDK
- N99.1 Harnröhrenstriktur nach Katheterisierung
- T83.0 Mechanische Komplikation durch einen Harnwegskatheter
  ⇨ z. B. DK oder SPDK verstopft, disloziert, leckt
- T83.8 Sonstige Komplikationen durch einen Harnwegskatheter ⇨ z. B. Blutung oder Schmerzen

3. ICD-Schlüsselnummern für Krankheiten und Gesundheitsprobleme

Bösartige Neubildungen

 Für einzelne Regionen im ICD-Katalog nachschlagen.

- C50.- Mammakarzinom
- C51.- Vulvakarzinom
- C52 Vaginalkarzinom
- C53.- Cervixkarzinom
- C54.- Corpuskarzinom
- C55 Uteruskarzinom, Teil nicht näher bezeichnet
- C56 Ovarialkarzinom
- C60.- Peniskarzinom
- C61 Prostatakarzinom
- C64 Nierenkarzinom
- C65 Karzinom des Nierenbeckens
- C66 Ureterkarzinom
- C67.- Harnblasenkarzinom
- C77.8 Lymphknotenmetastasen in mehreren Regionen
- Z85.3 Brustkrebs in der Eigenanamnese
- Z85.4 Bösartige Neubildung der Genitalorgane in der Eigenanamnese
- Z85.5 Bösartige Neubildung der Harnorgane in der Eigenanamnese

3. ICD-Schlüsselnummern für Krankheiten und Gesundheitsprobleme

Sonstiges

- D25.9 Uterus myomatosus
- N40 Prostatahyperplasie
- N47 Phimose und Paraphimose
- N48.1 Balanitis
- B37.4+ u.
- N51.2* Candida-Balanitis
- N48.5 Ulcus des Penis
- N63 Nicht näher bezeichneter Knoten in der Mamma
- N76.0 Akute Colpitis
- B37.3+ u.
- N77.1* Candidavaginitis und -vulvitis
- N81.2 Partialprolaps des Uterus und der Vagina
- N95.2 Atrophische Colpitis in der Postmenopause

3. ICD-Schlüsselnummern für Krankheiten und Gesundheitsprobleme

3.6. Stoffwechsel

Diabetes mellitus

 Die Kodierung des Diabetes mellitus ist eine Wissenschaft für sich. Gehen Sie schrittweise vor!

Die Stellen 1- 3 beschreiben den Diabetestyp:

E10.-- Diabetes mellitus Typ 1

E11.-- Diabetes mellitus Typ 2

E12.-- Diabetes mellitus in Verbindung mit Fehl- oder Mangelernährung (nicht: Adipositas!)

E13.-- Sonstiger näher bezeichneter Diabetes mellitus

E14.-- Nicht näher bezeichneter Diabetes mellitus

Die folgenden Ziffern beziehen sich auf die in der Geriatrie bei weitem häufigste Diabetesform, **den Typ 2-Diabetes** (E11.--). Die anderen Diabetesformen werden an der 4. und 5. Stelle analog kodiert.

Die Stelle 4 liefert Informationen über Komplikationen und Folgeerkrankungen:

Bei keinen oder mehreren Komplikationen/Folgeerkrankungen ist es einfach:

E11.9- Diabetes mellitus Typ 2 ohne Komplikationen

E11.7- Diabetes mellitus Typ 2 mit multiplen Komplikationen

3. ICD-Schlüsselnummern für Krankheiten und Gesundheitsprobleme

Bei einer Komplikation unterscheidet sich die Kodierung, je nachdem, ob der Diabetes Haupt- oder Nebendiagnose ist; bei ersterem kommt es dann darauf an, ob in erster Linie der Diabetes oder die Komplikation behandelt wird!

Diabetes ist Hauptdiagnose

E11.6- Diabetes mellitus Typ 2 mit einer Komplikation

Nur wenn der Patient speziell zur Behandlung einer einzelnen diabetischen Komplikation aufgenommen wird (z. B. wg. Retinopathie in einer Augenklinik oder wg. einer pAVK in einer Angiologie), wird der Diabetes auch als Hauptdiagnose mit der spez. Ziffer kodiert. Die Komplikation als Sekundärkode kann nicht zur Hauptdiagnose werden!

Diabetes ist Nebendiagnose - **spezifische Ziffer wählen!**

E11.2-+ Diabetes mellitus Typ 2 mit Nierenkomplikationen
N08.3* Diabetische Nephropathie

E11.3-+ Diabetes mellitus Typ 2 mit Augenkomplikationen
H28.0* Katarakt
H36.0* Retinopathie

3. ICD-Schlüsselnummern für Krankheiten und Gesundheitsprobleme

E11.4-+	Diabetes mellitus Typ 2 mit neurologischen Komplikationen
G73.0*	Amyotrphie
G99.0*	autonome (Poly-)Neuropathie
G59.0*	Mononeuropathie
G63.2*	Polyneuropathie
E11.5-	Diabetes mellitus Typ 2 mit peripheren vaskulären Komplikationen
I79.2*	periphere Angiopathie ⇨ ggf. zusätzlich ein Kode für den Schweregrad der pAVK aus I70.2- Gangrän, Ulkus
E11.6-	Diabetes mellitus Typ 2 mit sonstigen näher bezeichneten Komplikationen
M14.2*	Diabetische Arthropathie
M14.6*	neuropathische diabetische Arthropathie

3. ICD-Schlüsselnummern für Krankheiten und Gesundheitsprobleme

Die 5. Stellen

    0   nicht als entgleist bezeichnet
    1   als entgleist bezeichnet

sind mit den Subkategorien (4. Stelle) .2 bis .6 sowie .8 und .9 bei E10 – E14 zu benutzen:

Dabei wird die Einstufung in Kenntnis des gesamten Behandlungsverlaufs retrospektiv vorgenommen, z. B.:

E11.90   Diabetes mellitus Typ 2 ohne Komplikationen, nicht entgleist

E11.91   Diabetes mellitus Typ 2 ohne Komplikationen, entgleist

Als Sonderfälle werden kodiert:

E11.61   Hypoglykämie oder Hypoglykämisches Koma

E11.01   Hyperglykämisches/Hyperosmolares Koma

Diabetische Folgeerkrankungen/Komplikationen

Wegen der besonderen Bedeutung des **diabetischen Fußsyndrom** wird dieses von **sonstigen multiplen Komplikationen** unterschieden.

3. ICD-Schlüsselnummern für Krankheiten und Gesundheitsprobleme

Sonstige multiple Komplikationen werden z. B. wie folgt verschlüsselt:

E11.72 Diabetes mellitus Typ 2 mit sonstigen multiplen Komplikationen, nicht als entgleist bezeichnet

E11.73 Diabetes mellitus Typ 2 mit sonstigen multiplen Komplikationen, als entgleist bezeichnet

 Diabetische Folgeerkrankungen/Komplikationen werden extra kodiert, wenn sie zu erhöhtem diagnostischen, therapeutischen oder pflegerischen Aufwand führen!

Beim **diabetischen Fußsyndrom** kodiert man z. B. E11.- und für die **4. und 5. Stelle**

.74 Diabetes mellitus mit multiplen Komplikationen, mit diabetischem Fußsyndrom, nicht als entgleist bezeichnet
.75 Diabetes mellitus mit multiplen Komplikationen, mit diabetischem Fußsyndrom, als entgleist bezeichnet

Die Kodes für vorhandene Manifestationen sind danach anzugeben.

S91.1 Offene Wunde an den Zehen ohne Nagelschädigung
S91.2 Offene Wunde an den Zehen mit Nagelschädigung

3. ICD-Schlüsselnummern für Krankheiten und Gesundheitsprobleme

S91.3 Offene Wunde am sonstigen Fuß
L02.4 Abszess am Fuß oder Bein
L03.02 Phlegmone an den Zehen
L03.11 Phlegmone an Fuß oder Bein

Z89.4 Z. n. Zehenamputation, ein- oder beidseitig
Z89.4 Z. n. Fußamputation, einseitig
Z89.5 Z. n. Unterschenkelamputation, einseitig
Z89.6 Z. n. Oberschenkelamputation, einseitig
Z89.7 (Teilweiser) Verlust der Beine, beidseitig

In den DKR 2010 findet sich unter der speziellen Kodierrichtlinie 0401 eine Liste, die eine Auswahl von Diagnosen beinhaltet, die zum klinischen Bild des „diabetischen Fußsyndroms" gehören können (Siehe Anhang Kap. 6.5.)

Elektrolythaushalt

E86 Volumenmangel, Exsikkose
E87.0 Hypernatriämie
E87.1 Hyponatriämie
  ⇨ SIADH speziell kodieren E22.2
E87.5 Hyperkaliämie
E87.6 Hypokaliämie

3. ICD-Schlüsselnummern für Krankheiten und Gesundheitsprobleme

Fette

E66.0	Adipositas
E78.0	Reine Hypercholesterinämie
E78.1	Reine Hypertriglyzeridämie
E78.2	Gemischte Hyperlipidämie

Harnsäure

E79.0	Hyperuricämie, asymptomatisch

Schilddrüse

C73	Schilddrüsenkarzinom
E01.0	Diffuse Struma (jodmangelbedingt)
E01.1	Struma multinodosa (jodmangelbedingt)
E01.2	Struma (nicht näher bezeichnet)
E04.1	Solitärer Schilddrüsenknoten (nicht-toxisch)
E05.1	Hyperthyreose mit solitärem Schilddrüsenknoten
E05.2	Hyperthyreose mit mehrknotiger Struma ⇨ Autonomes Adenom in mehrknotiger Struma
E05.4	Hyperthyreosis factitia ⇨ z. B. nach Kontrastmittelgabe
E05.5	Thyreotoxische Krise
E03.2	Hypothyreose durch Arzneimittel ⇨ z. B. Cordarex, Favistan

E03.3	Postinfektiöse Hypothyreose
	⇨ z. B. nach Hashimoto-Thyreoiditis, sonogr. kleine, echoarme Schilddrüse
E03.8	Latente Hypothyreose
E03.9	Hypothyreose (nicht näher bezeichnet)
E89.0	Hypothyreose nach OP oder Bestrahlung
E05.8	Latente Hyperthyreose

3. ICD-Schlüsselnummern für Krankheiten und Gesundheitsprobleme

3.7. Bewegungsapparat

Immobilität

M62.50	Muskelschwund und -atrophie an mehreren Lokalisationen ⇨ z. B. durch wochenlange Inaktivität bei Immobilisierung im Rahmen einer Erkrankung
M96.88	Krankheiten des Muskel-Skelett-Systems nach med. Maßnahmen ⇨ z. B. instabiles Gelenk nach Prothesenentfernung; aber auch allg. Muskelschwäche nach einem Eingriff
M62.30	Immobilitätssyndrom, mehrere Lokalisationen ⇨ kann ggf. auch zur Beschreibung der permanenten, irreversiblen Bettlägrigkeit verwendet werden
M62.46	Muskelkontraktur im Kniebereich (bei bettlägerigen Patienten)
M62.55	Atrophie der Oberschenkelmuskulatur
M62.56	Atrophie der Unterschenkelmuskulatur
Z74.0	Hilfsbedürftigkeit wegen eingeschränkter Mobilität
Z74.1	Notwendigkeit der Hilfestellung bei der Körperpflege
F62.80	Persönlichkeitsveränderung bei chronischem Schmerzsyndrom
R26.0	Ataktischer Gang
R26.2	Gehbeschwerden, andernorts nicht klassifiziert

3. ICD-Schlüsselnummern für Krankheiten und Gesundheitsprobleme

R26.3 Immobilität
⇨ Angewiesensein auf (Roll-) Stuhl, Bettlägerigkeit

R27.8 Sonstige Koordinationsstörungen

R29.6 Sturzneigung auf Grund unklarer Krankheitszustände, Sturzneigung beim älteren Menschen

R42 Schwindel und Taumel

Arthrose/degenerative Veränderungen der Extremitäten

M15.0 Primäre generalisierte Arthrose

M16.0 Primäre Coxarthrose bds.

M16.1 Primäre Coxarthrose einseitig

M16.2 Beidseitige Coxarthrose als Folge einer Dysplasie

M16.3 Einseitige Coxarthrose als Folge einer Dysplasie

M16.5 Posttraumatische Coxarthrose einseitig

M24.65 Hüftgelenksversteifung (knöchern)

M17.0 Primäre Gonarthrose bds.

M17.1 Primäre Gonarthrose einseitig

M25.46 Kniegelenkserguss

M22.2 Retropatellararthrose

M19.01 Schultergelenksarthrose

M75.0 Periarthropathia humeroscapularis

3. ICD-Schlüsselnummern für Krankheiten und Gesundheitsprobleme

Folgen von Frakturen

T90-T98   Folgen von Verletzungen

 Bei Spätfolgen, die nach Abschluss der Frakturbehandlung oder länger als 1 Jahr nach der akuten Verletzung bestehen, ist zusätzlich eine Ziffer aus dieser Kategorie zu benutzen, bitte im ICD-Katalog nachschlagen.

M84.02 u. T92.1	in Fehlstellung verheilte Humerusfraktur Folgen einer Fraktur des Armes
M84.03 u. T92.1-	in Fehlstellung verheilte Radius-/Ulnafraktur Folgen einer Fraktur des Armes
M84.05 u. T93.1	in Fehlstellung verheilte Femurfraktur Folgen einer Fraktur des Femurs
M84.06 u. T93.2	in Fehlstellung verheilte Fibula-/Tibiafraktur Folgen einer sonstigen Fraktur des Beines
Z96.6	Vorhandensein einer TEP

Degenerative Veränderungen der Wirbelsäule

M40.14	BWS-Kyphose (erworben)
M41.55	Skoliose im Thorakolumbalbereich
M40.46	Hyperlordose der LWS
M47.80	Degenerative Veränderung (Spondylose) der gesamten Wirbelsäule

3. ICD-Schlüsselnummern für Krankheiten und Gesundheitsprobleme

M47.82	Degen. Veränderung (Spondylose) der HWS
M47.84	Degen. Veränderung (Spondylose) der BWS
M47.86	Degen. Veränderung (Spondylose) der LWS
M47.17+	Spondylose im Lumbosakralbereich mit Myelopathie
G99.2*	Spondylogene Kompression des Rückenmarkes
M51.1.+	Lumbaler Bandscheibenschaden mit Radikulopathie
G55.1*	Ischialgie durch Bandscheibenschaden

Rückenschmerzen

Rückenschmerzen nur kodieren, wenn die Ursache nicht bekannt ist, nicht zusammen mit der Grunderkrankung z. B. Osteoporose, Spondylose!

M54.2	Schmerzen im HWS-Bereich
M54.14	Interkostalneuralgie
M54.6	Schmerzen im BWS-Bereich
M54.5	Lumbago, Schmerzen im LWS-Bereich

3. ICD-Schlüsselnummern für Krankheiten und Gesundheitsprobleme

Osteoporose

 Eine Ziffer aus *M81.8- Sonstige Osteoporose,* unter die auch die senile Osteoporose fällt, nur bei langandauernder Immobilität verschlüsseln. Verschlüsselung einer Osteoporose mit pathologischer Fraktur auch bei Nachweis älterer „low-energy" Frakturen an typischer Lokalisation (Becken, Hüfte, kniegelenknah, Wirbelsäule, Schultergürtel, distaler Unterarm).

Frauen

M81.00 Generalisierte postmenopausale Osteoporose
M81.08 Postmenopausale Osteoporose der Wirbelsäule
M80.08 Postmenopausale Osteoporose mit pathologischer BWK- oder LWK-Fraktur
⇨ auch ältere Frakturen, Keilwirbelbildung
M80.05 Postmenopausale Osteoporose mit pathologischer Oberschenkelhalsfraktur

Männer

M81.50 Generalisierte idiopathische Osteoporose
M81.58 Idiopathische Osteoporose der Wirbelsäule
M80.58 Idiopathische Osteoporose mit pathologischer BWK- oder LWK-Fraktur
M80.55 Idiopathische Osteoporose mit pathologischer Oberschenkelhalsfraktur

3. ICD-Schlüsselnummern für Krankheiten und Gesundheitsprobleme

Osteoporose unter langjähriger Corticoidmedikation

M81.40 Generalisierte Osteoporose (Cortison)
M81.48 Osteoporose der Wirbelsäule (Cortison)
M80.48 Osteoporose mit pathologischer BWK- oder LWK-Fraktur (Cortison)
M80.45 Osteoporose mit pathologischer Oberschenkelhalsfraktur (Cortison)

M83.10 Senile Osteomalazie
⇨ Serumcalcium erniedrigt, Alkalische Phosphatase erhöht

Rheuma

M05.90 Chronische Polyarthritis mit positivem Rheumafaktor (mehrere Gelenke betroffen)
M06.90 Chronische Polyarthritis (nicht näher bez.)
M35.3 Polymyalgia rheumatica

Bösartige Erkrankungen

C79.5 Knochenmetastasen

3. ICD-Schlüsselnummern für Krankheiten und Gesundheitsprobleme

Versorgung mit Hilfsmitteln

Z46.7 Versorgen mit und Anpassen eines orthopädischen Hilfsmittels
⇨ z. B. Korsett, Gipsverband, Schuhe

Z46.8 Versorgen mit und Anpassen eines Rollstuhls

Z97.8 Vorhandensein eines sonstigen Hilfsmittels
⇨ wenn dieses den Pflegeaufwand deutlich erhöht

Z99.3 Chron. Abhängigkeit vom Rollstuhl (> 3 Monate)

Sonstiges

Z96.6 Vorhandensein einer TEP
Z97.1 Vorhandensein einer Beinprothese

Z89.4 Z. n. Zehenamputation, ein- oder beidseitig
Z89.4 Z. n. Fußamputation, einseitig
Z89.5 Z. n. Unterschenkelamputation, einseitig
Z89.6 Z. n. Oberschenkelamputation, einseitig
Z89.7 (Teilweiser) Verlust der Beine, beidseitig

3. ICD-Schlüsselnummern für Krankheiten und Gesundheitsprobleme

3.8. Blut- und Systemerkrankungen

Bluterkrankungen

D50.0 Eisenmangelanämie nach chronischem Blutverlust

D50.8 Alimentär bedingte Eisenmangelanämie

D51.3 Alimentär bedingte Vitamin B12-Mangelanämie

D51.0 Vitamin B12-Mangelanämie durch Mangel an Intrinsic-Faktor
⇨ also die klassische perniziöse Anämie oder B12-Mangel bei Z. n. Gastrektomie

D63.0* Tumoranämie
⇨ die Tumordiagnose wird dann mit einem Kreuz gekennzeichne

 Für den Kode D63.0 erfolgt in 2010 eine Abwertung in der CCL-Matrix.

D52.0 Alimentär bedingte Folsäure-Mangelanämie

D52.8 Makrozytäre Anämie bei Alkoholabusus
⇨ durch Folsäuremangel

D63.8* Anämie bei sonstiger chronischer Krankheit
⇨ z.B. bei chronisch entzündlichen Erkrankungen, Anämie bei chronischer Nierenkrankheit größer oder gleich Stadium 3 (N18.3 – N18.5+)

D62 Akute Blutungsanämie
⇨ auch Anämie nach intra- oder postoperativer Blutung

3. ICD-Schlüsselnummern für Krankheiten und Gesundheitsprobleme

D68.30 Hämorrhagische Diathese und Blutungen unter Marcumar oder Heparin
T81.0 Postoperative Blutung
D64.9 Anämie (nicht näher bezeichnet), Infektanämie

Gerinnungsstörungen

D68.4 Gerinnungsstörungen durch Leberzirrhose
D68.4 Gerinnungsstörung durch ernährungsbedingten Vitamin K-Mangel
D69.52 Heparin-induzierte Thrombozytopenie Typ I
D69.53 Heparin-induzierte Thrombozytopenie Typ II
D69.58 Sonstige sekundäre Thrombozytopenie
⇨ z. B. alkoholtoxisch, dann zusätzlich T51.0 angeben
D69.59 Sekundäre Thrombozytopenie (nicht näher bezeichnet)
D75.1 Sekundäre Polyglobulie
⇨ z. B. hypoxämisch bei chronischen Lungenerkrankungen oder Rauchern

3. ICD-Schlüsselnummern für Krankheiten und Gesundheitsprobleme

Sepsis/Systemisches Inflammatorisches Response-Syndrom

Definitionen:
SIRS: Generalisierte inflammatorische Reaktion verschiedener Ursachen (z. B. Infektion, Verbrennung, Trauma)
Sepsis: SIRS hervorgerufen durch eine Infektion

Kodieren Sie zuerst, wenn bekannt, die zugrunde liegende Infektion (z. B. Harnwegsinfekt), dann die Sepsisziffer und dann das SIRS, um den Schweregrad zu kennzeichnen, ggf. noch die Organkomplikationen sowie Angabe von Erregern und deren Resistenzlage.

Bitte beachten Sie die FAQ des DIMDI: „Was versteht man unter SIRS – Systemisches inflammatorisches Response-Syndrom?" (Gültig seit 01.01.2007). Diese steht unter http://www.dimdi.de/static/de/klassi/index.htm zum Download bereit.

Ergänzend zu dieser Definition ist allerdings anzumerken, dass bei Hochbetagten eine Hyperthermie vorliegt, wenn wiederholte orale Messungen Werte > 37,2°C bzw. wiederholte rectale Messungen Werte > 37,5°C ergeben haben. Da es sich an dieser Stelle um eine abweichende Interpretation der gültigen Definition des SIRS handelt, ist ein potenzieller Diskussionsbedarf bei Prüfungen seitens des MDK nicht auszuschließen

3. ICD-Schlüsselnummern für Krankheiten und Gesundheitsprobleme

R65.0! Systemisches inflammatorisches Response-Syndrom infektiöser Genese ohne Organkomplikationen

R65.1! Systemisches inflammatorisches Response-Syndrom infektiöser Genese mit Organkomplikationen

A41.0 Sepsis durch Staphylococcus aureus
⇨ handelt es sich um einen MRSA, zusätzlich U80.0! kodieren

A41.1 Sepsis durch koagulasenegative Staphylokokken
⇨ z. B. Staphylococcus epidermidis

Handelte es sich wirklich um eine Bakteriämie oder ist eine Kontamination der Probe denkbar? Bei tatsächlicher Sepsis durch koag. neg. Staphylokokken liegt mit hoher Wahrscheinlichkeit eine nosokomiale Infektion vor!

A41.51 Sepsis durch E. coli
⇨ bei Urosepsis mit E.coli z. B. mit N39.0 Harnwegsinfektion kombinieren

A40.2 Sepsis durch Enterokokken
⇨ bei Urosepsis mit Enterokokken mit N39.0 Harnwegsinfektion kombinieren

A41.9 Sepsis mit nicht bekanntem Erreger

Soll das Vorliegen eines septischen Schocks angegeben werden, ist eine zusätzliche Schlüsselnummer (*R57.2 septischer Schock*) zu kodieren.

3. ICD-Schlüsselnummern für Krankheiten und Gesundheitsprobleme

Maligne Allgemeinerkrankungen

D47.2 Monoklonale Gammopathie unklarer Dignität
C90.00 Plasmozytom (o. Angabe einer kompl. Remission)
C90.01 Plasmozytom in kompletter Remission
D46.9 Myelodysplastisches Syndrom

> Liegt eine detaillierte Knochenmarksbeurteilung vor, kann evtl. genauer mit den Nummern D46.0 bis D46.7 kodiert werden, siehe ICD-Katalog.

C77.8 Lymphknotenmetastasen in mehreren Regionen

> Für einzelne Regionen im ICD-Katalog nachsehen unter C77.- .

C80.0 Unklarer Primärtumor, CUP-Syndrom
R64 Tumorkachexie

Fieber

R50.2 Medikamenteninduziertes Fieber (Drug fever)
R50.80 Fieber unklarer Ursache

3. ICD-Schlüsselnummern für Krankheiten und Gesundheitsprobleme

3.9. Haut, Auge, Nase, Ohr

Haut

C79.2	Hautmetastasen
L21.8	Seborrhoisches Ekzem
L27.0	Arzneimittelreaktion der Haut
L29.8	Seniler Pruritus
L30.4	Intertriginöses Ekzem

⇨ z. B. submammär, Leisten, bei Pilzbefall zusätzlich kodieren:

B37.2	Candidabefall der Haut
L40.0	Psoriaris vulgaris
B02.9	Zoster ohne Komplikationen
R21	Unspezifischer Hautausschlag
I83.1	Stauungsdermatitis

Dekubitus

Dekubitus 1. Grades
⇨ Nicht wegdrückbare Rötung bei intakter Haut

Dekubitus 2. Grades
⇨ Dekubitus (Druckgeschwür) mit:
- Abschürfung
- Blase
- Teilverlust der Haut mit Einbeziehung von Epidermis und/oder Dermis
- Hautverlust o.n.A.

3. ICD-Schlüsselnummern für Krankheiten und Gesundheitsprobleme

Dekubitus 3. Grades
⇨ Dekubitus (Druckgeschwür) mit Verlust aller Hautschichten mit Schädigung oder Nekrose des subkutanen Gewebes, die bis auf die darunterliegende Faszie reichen kann.

Dekubitus 4. Grades
⇨ Dekubitus (Druckgeschwür) mit Nekrose von Muskeln, Knochen oder stützenden Strukturen (z. B: Sehnen oder Gelenkkapseln)

Dekubitus, Grad nicht näher bezeichnet
⇨ Dekubitus (Druckgeschwür) ohne Angabe eines Grades

Lokalisation	Grad I	Grad II	Grad III	Grad IV	Sonstige
Kopf	L89.00	L89.10	L89.20	L89.30	L89.90
Arme	L89.01	L89.11	L89.21	L89.31	L89.91
Wirbelsäule	L89.02	L89.12	L89.22	L89.32	L89.92
Beckenkamm	L89.03	L89.13	L89.23	L89.33	L89.93
Kreuzbein	L89.04	L89.14	L89.24	L89.34	L89.94
Sitzbein	L89.05	L89.15	L89.25	L89.35	L89.95
Trochanter	L89.06	L89.16	L89.26	L89.36	L89.96
Ferse	L89.07	L89.17	L89.27	L89.37	L89.97
Übriges Bein	L89.08	L89.18	L89.28	L89.38	L89.98

Bei mehreren Decubiti wird jeder einzeln kodiert.

3. ICD-Schlüsselnummern für Krankheiten und Gesundheitsprobleme

Auge

H02.0	Entropium des Augenlides
H02.1	Ektropium des Augenlides
H10.0	Mukopurulente Konjunktivitis
H25.9	Senile Cataract
H40.9	Glaukom
H53.4	Hemianopsie, Quadrantenanopsie
H54.0	Blindheit und hochgradige Sehbehinderung, binokular
H54.1	Schwere Sehbeeinträchtigung, binokular
H54.2	Mittelschwere Sehbeeinträchtigung, binokular
H54.3	Leichte Sehbeeinträchtigung, binokular
H54.4	Blindheit und hochgradige Sehbehinderung, monokular
H54.5	Schwere Sehbeeinträchtigung, monokular
H54.6	Mittelschwere Sehbeeinträchtigung, monokular

Detaillierte Angaben zur Bestimmung des Schweregrades der Sehbeeinträchtigung sind der ICD-10-GM 2010 Kapitel VI *H53-H54 Sehstörungen und Blindheit* zu entnehmen.

3. ICD-Schlüsselnummern für Krankheiten und Gesundheitsprobleme

Ohr und Nase

- H61.2 Ceruminalpfropf
- H81.1 Benigner paroxysmaler Lagerungsschwindel
- H81.2 Neuropathia vestibularis
- H81.9 Schwindelsyndrom, nicht näher bezeichnet
- R42   Schwindel und Taumel
- H91.1 Presbyakusis
- R04.0 Epistaxis

3. ICD-Schlüsselnummern für Krankheiten und Gesundheitsprobleme

3.10. Alkohol, Vergiftungen, Medikamentenabhängigkeit

Alkohol

F10.2	Alkoholabhängigkeitssyndrom
F10.3	Alkoholentzugssyndrom
F10.4	Alkoholentzugssyndrom mit Delir
F10.6	Korsakow-Syndrom durch Alkohol bedingt
G40.5	Epileptische Anfälle im Zusammenhang mit Alkohol
G62.1	Alkoholpolyneuropathie
G31.2	Cerebellare Ataxie durch Alkohol, alkoholtoxische Enzephalopathie
G72.1	Alkoholmyopathie
I42.6	Alkoholische Kardiomyopathie
K70.0	Alkoholische Fettleber
K70.1	Alkoholhepatitis
K70.3	Alkoholtoxische Lebercirrhose
K70.4	Dekompensierte alkoholische Lebercirrhose, mit oder ohne Koma hepaticum
K86.0	Alkoholinduzierte chronische Pankreatitis
D52.8	Makrozytäre Anämie bei Alkoholabusus (durch Folsäuremangel)
D69.58	Sekundäre Thrombozytopenie
T51.0	Toxische Wirkung von Alkohol

3. ICD-Schlüsselnummern für Krankheiten und Gesundheitsprobleme

Kann z. B. zusätzlich bei Thrombopenie kodiert werden, nicht bei Trunkenheit oder akutem Alkoholrausch!

Vergiftungen

Definition:

Einnahme in suizidaler Absicht oder irrtümliche Einnahme. Auch bei auffälliger Fehl-/Überdosierung, z. B. nicht an die Nieren-/Leberfunktion angepasste Digitalis-Dosierung, ist die entsprechende T-Diagnose angezeigt. Es ist zu beachten, dass dieses ggf. bei Kostenträgern zu Nachfragen und Rückgriff auf den Verursacher (verordnender Arzt) führen kann.

Hier nicht kodieren:
Unerwünschte Nebenwirkung indikationsgerechter Arzneimittel bei ordnungsgemäßer Verabreichung, Kumulation. Diese werden nach der Art der unerwünschten Nebenwirkung mit dem Zusatz *Y57.9! Komplikation durch Arzneimittel* kodiert!

T40.2	Sonstige Opiate
T42.4	Benzodiazepine
T43.0	Tri- und tetrazyklische Antidepressiva
T43.2	Sonstige Antidepressiva
T45.0	Antiallergika
T46.0	Herzglykoside
T44.7	Betablocker

3. ICD-Schlüsselnummern für Krankheiten und Gesundheitsprobleme

G93.88   Sonstige näher bezeichnete Krankheit des Gehirns z. B. Atemdepression

X49.9!   **Akzidentelle Vergiftung mit Arzneimitteln**
⇨ zusätzlich kodieren bei versehentlicher Überdosierung oder Einnahme

Z03.6   Beobachtung bei V.a. toxische Wirkung von aufgenommenen Substanzen

 Diese Ziffer ist nur dann als Hauptdiagnose zu wählen, wenn sich die Vergiftung nicht bestätigt hat und auch nicht so behandelt wurde! Ansonsten wird das führende Symptom oder, wenn die Beschwerden geklärt werden konnten, die tatsächlich vorliegende Erkrankung als Hauptdiagnose kodiert.

Psychische Reaktionen auf besondere Ereignisse

F43.0   Akute Belastungsreaktion
⇨ Psychische Störung als Reaktion auf außergewöhnliche Belastung/Krisenreaktion

F43.2   Anpassungsstörung
⇨ z. B. depressive Reaktion bei erheblichen Lebensveränderungen, Trauerreaktion

Medikamenten- und Nikotinabhängigkeit

- F13.2 Benzodiazepinabusus
- F55.1 Laxanzienabusus
- F55.2 Analgetikaabusus
- F17.2 Nikotinabhängigkeit

3. ICD-Schlüsselnummern für Krankheiten und Gesundheitsprobleme

3.11. Verletzungen

Die Verletzungen sind einfach zu kodieren, die Unterteilung erfolgt nach Art der Verletzung und genauer Lokalisation. Wegen der Vielzahl der Schlüsselnummern sind hier nur die häufigsten Verletzungstypen erwähnt. Mehrfachverletzungen sind einzeln zu kodieren.

Bei Frakturen ist stets der Weichteilschaden über den ICD-Kode *Sx1.84! Weichteilschaden I. Grades oder Luxation (nach Lokalisation)* mit zu kodieren, sofern aus dem Verlegungsbrief der Chirurgie kein anderer ICD-Kode hervor geht.

Auch wenn ein Patient aus der Chirurgischen Abteilung eines anderen Krankenhauses verlegt wird, wird eine bestehende Fraktur wie eine akute Fraktur verschlüsselt, da es sich hier um eine fortgesetzte Frakturbehandlung handelt.

Bein

- S70.0 Prellung der Hüfte
- S70.1 Prellung des Oberschenkels
- S72.00 Oberschenkelhalsfraktur
- S72.01 Mediale Oberschenkelhalsfraktur
- S72.10 Pertrochantäre Oberschenkelfraktur
- S72.2 Subtrochantäre Oberschenkelfraktur
- S72.3 Femurschaftfraktur
- S80.0 Knieprellung

3. ICD-Schlüsselnummern für Krankheiten und Gesundheitsprobleme

S81.0 Offene Wunde am Knie
S82.81 Bimalleolarfraktur
S82.82 Trimalleolarfraktur

Arm

S40.0 Schulter- und Oberarmprellung
S42.00 Claviculafraktur
S42.22 Subkapitale Humerusfraktur (Collum chirurgicum)
S42.3 Humerusschaftfraktur
S43.00 Schultergelenksluxation
S50.0 Ellenbogenprellung
S50.1 Unterarmprellung
S52.50 Distale Radiusfraktur

Stamm

S20.2 Thoraxprellung
S22.01 Traumatische BWK 1- und 2-Fraktur
S22.02 Traumatische BWK 3- und 4-Fraktur
S22.03 Traumatische BWK 5- und 6-Fraktur
S22.04 Traumatische BWK 7- und 8-Fraktur
S22.05 Traumatische BWK 9- und 10-Fraktur
S22.06 Traumatische BWK 11- und 12-Fraktur
S22.32 Rippenfraktur
S22.42 Rippenserienfraktur (2 Rippen)
S22.43 Rippenserienfraktur (3 Rippen)

3. ICD-Schlüsselnummern für Krankheiten und Gesundheitsprobleme

S30.0 Prellung im Gesäß-, Becken- oder Lumbosakralbereich

S32.0- Fraktur eines Lendenwirbels
- 1 L1
- 2 L2
- 3 L3
- 4 L4
- 5 L5

S32.5 Vordere Beckenringfraktur
⇨ Fraktur des Os pubis

S32.81 Hintere Beckenringfraktur

Kopf

S01.0 Kopfplatzwunde an der behaarten Haut

S06.0 Gehirnerschütterung

 Der Kode S06.0 wird in 2010 aus der CCL-Matrix gestrichen.

S06.4 Epidurales Hämatom

S06.5 Traumatische subdurale Blutung

3. ICD-Schlüsselnummern für Krankheiten und Gesundheitsprobleme

Komplikation nach einer Verletzung

T89.02 Infektion einer Wunde nach einer Verletzung
T89.03 Verzögerte Wundheilung nach einer Verletzung
M84.22 Verzögerte Frakturheilung im Oberarmbereich
M84.23 Verzögerte Frakturheilung im Unterarmbereich
M84.25 Verzögerte Frakturheilung Oberschenkel/Hüfte
M84.26 Verzögerte Frakturheilung im Unterschenkelbereich

Folgen von Verletzungen

T90-T98 Folgen von Verletzungen

So werden Spätfolgen kodiert, die nach Abschluss der Frakturbehandlung oder länger als 1 Jahr nach der akuten Verletzung bestehen, bitte im ICD-Katalog nachschlagen.

3. ICD-Schlüsselnummern für Krankheiten und Gesundheitsprobleme

Komplikation während oder nach einem Eingriff

- S74.1 Verletzung des Nervus femoralis
  ⇨ Ist dies intraoperativ passiert, z. B. bei Hüft-TEP zusätzlich Y84.9! Zwischenfälle durch medizinische Maßnahmen, nicht näher bezeichnet kodieren.
- S84.1 Verletzung des Nervus peronaeus in Höhe des Unterschenkels
  ⇨ Bei Lagerungsschaden nach OP zusätzlich Y84.9! Zwischenfälle durch medizinische Maßnahmen, nicht näher bezeichnet kodieren.
- T81.0 Hämatom als Komplikation eines Eingriffs
- T81.3 Aufreißen einer Operationswunde
- T81.4 Infektion nach einem Eingriff, andernorts nicht klassifiziert
  ⇨ Abszess, Sepsis
- T84.0 Lockerung einer TEP
- T84.5 Infektion einer TEP
- T84.8 Schmerzen durch eine TEP
- M96.6 Knochenfraktur nach Endoprothese oder Knochenplatte

- T87.4 Infektion des Amputationsstumpfes
- T87.5 Nekrose des Amputationsstumpfes

3. ICD-Schlüsselnummern für Krankheiten und Gesundheitsprobleme

3.12. Pflegerelevante Diagnosen

Motorische Funktionseinschränkung, erfasst im Barthel-Index

ICD	Bewertung	Punktzahl
U50.00	Keine oder geringe motorische Funktionseinschränkung	100
U50.10	Leichte motorische Funktionseinschränkung	80-95
U50.20	Mittlere motorische Funktionseinschränkung	60-75
U50.30	Mittelschwere motorische Funktionseinschränkung	40-55
U50.40	Schwere motorische Funktionseinschränkung	20-35
U50.50	Sehr schwere motorische Funktionseinschränkung	0-15

3. ICD-Schlüsselnummern für Krankheiten und Gesundheitsprobleme

Kognitive Funktionseinschränkung, erfasst im MMSE (MiniMental)

ICD	Bewertung	Punktzahl
U51.02	Keine oder leichte kognitive Funktionseinschränkung	24-30
U51.12	Mittlere kognitive Funktionseinschränkung	17-23
U51.22	Schwere kognitive Funktionseinschränkung	0-16

Kognitive Funktionseinschränkung, erfasst im Erweiterten Barthel-Index

ICD	Bewertung	Punktzahl
U51.00	Keine oder leichte kognitive Funktionseinschränkung	70-90
U51.10	Mittlere kognitive Funktionseinschränkung	20-65
U51.20	Schwere kognitive Funktionseinschränkung	0-15

Die Kodierung bestehender motorischer bzw. kognitiver Funktionseinschränkungen (U50.- bzw. U51.-) ist für die Abrechnung der DRG B44A-D -„Geriatrische frührehabilitative Komplexbehandlung bei Krankheiten und Störungen des Nervensystems" erforderlich.

3. ICD-Schlüsselnummern für Krankheiten und Gesundheitsprobleme

Ernährungsstörung

In der ICD wird die Mangelernährung über einen Gewichtsverlust definiert, der zu einem Körpergewicht führt, das mit dem Mittelwert einer Bezugspopulation verglichen wird. Da aber in der Bundesrepublik in der Altersgruppe über 65 Jahre mehr als die Hälfte der Bevölkerung übergewichtig ist, erscheint es nicht sinnvoll, diesen Wert als Basis für die Erfassung einer Unterernährung heranzuziehen.

Stützen Sie sich auf die Anamnese bezüglich Essverhalten und Gewicht und Ihren klinischen Eindruck. Die unten genannten Definitionen beziehen sich der Einfachheit halber nur auf Allgemeinzustand und BMI, dessen Grenzwerte bei Senioren etwas höher angesetzt werden.

Im Nutrional Risk Screening (NRS 2002) und anderen Skalen zur Erfassung einer Mangelernährung werden außerdem ein Gewichtsverlust > 5% und eine Nahrungszufuhr unterhalb des Bedarfs berücksichtigt.

E43   Erhebliche Energie- und Eiweißmangelernährung
⇨ BMI < 18,5 kg/m² und reduzierter Allgemeinzustand

E44.0   Mäßige Energie- und Eiweißmangelernährung
⇨ BMI 18,5 - 20,5 kg/m² und reduzierter Allgemeinzustand

E44.1   Leichte Energie- und Eiweißmangelernährung
⇨ normaler BMI, aber Gewichtsverlust oder reduzierte Nahrungsaufnahme

3. ICD-Schlüsselnummern für Krankheiten und Gesundheitsprobleme

- R63.0 Appetitverlust
- R63.3 Ernährungsprobleme
  ⇨ Mangelnde Nahrungsaufnahme des Dementen ohne Schluckstörung, „Nahrungsverweigerung"
- R13.0 Schluckstörungen mit Beaufsichtigungspflicht bei der Nahrungsaufnahme
- E86 Volumenmangel, Exsikkose
- Z46.5 Versorgen mit und Anpassen eines Stomas im Magen-Darmtrakt
  ⇨ bei Erstanlage einer PEG/PEJ
- Z43.1 Versorgung eines Gastrostomas
  ⇨ bei schon bestehender PEG/PEJ

3. ICD-Schlüsselnummern für Krankheiten und Gesundheitsprobleme

Inkontinenz

Inkontinenz darf nur kodiert werden, wenn sie ein Grund für die stationäre Behandlung ist, nicht als „normal" im Rahmen der Behandlung anzusehen ist oder bei Patienten mit deutlicher Behinderung oder geistiger Retardierung andauert.

N39.3 Belastungsinkontinenz [Stressinkontinenz]
⇨ Beim Husten, Lachen, schweren Tragen

N39.41 Überlaufinkontinenz
⇨ Bei Inkontinenz und massivem Restharn z. B. bei Prostatahyperplasie

N39.42 Dranginkontinenz
⇨ Bei starkem Harndrang und nur geringen Harnmengen

N39.48 Sonstige Harninkontinenz
⇨ z. B. durch dementiellen Abbau

R32 Nicht näher bezeichnete Harninkontinenz

Bitte bemühen Sie sich auch bei der Verschlüsselung der Inkontinenz um eine möglichst genaue Kodierung.

Z43.5 Versorgung eines Zystostomas
R15 Stuhlinkontinenz

3. ICD-Schlüsselnummern für Krankheiten und Gesundheitsprobleme

Dekubitus

Lokalisation	Grad I	Grad II	Grad III	Grad IV	Sonstige
Kopf	L89.00	L89.10	L89.20	L89.30	L89.90
Arme	L89.01	L89.11	L89.21	L89.31	L89.91
Wirbelsäule	L89.02	L89.12	L89.22	L89.32	L89.92
Beckenkamm	L89.03	L89.13	L89.23	L89.33	L89.93
Kreuzbein	L89.04	L89.14	L89.24	L89.34	L89.94
Sitzbein	L89.05	L89.15	L89.25	L89.35	L89.95
Trochanter	L89.06	L89.16	L89.26	L89.36	L89.96
Ferse	L89.07	L89.17	L89.27	L89.37	L89.97
Übriges Bein	L89.08	L89.18	L89.28	L89.38	L89.98

 Bei mehreren Decubiti wird jeder einzeln kodiert!

Schwerhörigkeit

H91.1 Presbyakusis

Sehstörungen

H54.0 Blindheit und hochgradige Sehbehinderung, binokular
H54.1 Schwere Sehbeeinträchtigung, binokular
H54.2 Mittelschwere Sehbeeinträchtigung, binokular
H54.3 Leichte Sehbeeinträchtigung, binokular

3. ICD-Schlüsselnummern für Krankheiten und Gesundheitsprobleme

H54.4 Blindheit und hochgradige Sehbehinderung, monokular
H54.5 Schwere Sehbeeinträchtigung, monokular
H54.6 Mittelschwere Sehbeeinträchtigung, monokular

 Detaillierte Angaben zur Bestimmung des Schweregrades der Sehbeeinträchtigung sind der ICD-10-GM 2010 Kapitel VI *H53-H54 Sehstörungen und Blindheit* zu entnehmen.

MRSA

U80.0! MRSA-Besiedlung/Infektion
⇨ bei Infektion Krankheitsbild mit kodieren, bei reiner Besiedlung Keimträger mit kodieren
Z22.3 Keimträger einer Infektionskrankheit
Z29.0 Isolierung als prophylaktische Maßnahme
⇨ kann zusätzlich zur MRSA-Nr. U80.0! kodiert werden

Probleme mit Bezug auf Pflegebedürftigkeit

Z74.0 Hilfsbedürftigkeit wegen eingeschränkter Mobilität
Z74.3 Notwendigkeit der ständigen Beaufsichtigung

3. ICD-Schlüsselnummern für Krankheiten und Gesundheitsprobleme

3.13. Nebenwirkungen und Folgen medizinischer Maßnahmen

Komplikation und Nebenwirkungen konservativer medizinischer Maßnahmen

- T80.1 Thrombophlebitis nach Braunüle
- T80.2 Infektion oder Sepsis durch Braunüle oder ZVK

Isolierten Erreger (ICD-Nr. B--.-) bzw. Art der Sepsis (ICD-Nr. A--.-) zusätzlich kodieren.
Achtung: Nosokomiale Infektion!

- T80.8 Schwellung durch paravenös gelaufene Infusion
- Z88.0 Allergie gegen Penicillin in der Eigenanamnese
- T78.4 Allergie (nicht näher bezeichnet)
- L27.0 Arzneimittelreaktion der Haut
- Y57.9! Komplikation durch Arzneimittel oder Drogen
  ⇨ Unerwünschte Nebenwirkung bei indikationsgerechter Anwendung in korrekter therapeutischer oder prophylaktischer Dosierung

Bitte zusätzlich kodieren zur Art der Komplikation.

- T88.7 Nicht näher bezeichnete unerwünschte Nebenwirkung eines Arzneimittels

3. ICD-Schlüsselnummern für Krankheiten und Gesundheitsprobleme

 Hier kann z. B. eine Digitalisüberdosierung ohne spezifische Symtomatik kodiert werden! Liegt jedoch ein AV-Block oder ein Delir vor, werden diese kodiert und zusätzlich *Y57.9! Komplikation durch Arzneimittel oder Drogen*!

Komplikation und Nebenwirkungen von med. Eingriffen/Operationen

- T83.0 Mechanische Komplikation durch einen Harnwegskatheter
  ⇨ z. B. verstopfter oder dislozierter SPDK
- T83.8 Sonstige Komplikationen durch einen Harnwegskatheter
  ⇨ z. B. Blutung oder Schmerzen
- T81.0 Hämatom als Komplikation eines Eingriffs
- T81.3 Aufreißen einer Operationswunde
- T81.4 Infektion nach einem Eingriff
  ⇨ bei primär sauberen Wunden nosokomiale Infektion!
- S74.1 Verletzung des Nervus femoralis
  ⇨ Ist dies intraoperativ passiert, z. B. bei Hüft-TEP zusätzlich Y84.9! Zwischenfälle durch medizinische Maßnahmen, nicht näher bezeichnet kodieren.
- S84.1 Verletzung des Nervus peronaeus in Höhe des Unterschenkels
  ⇨ Bei Lagerungsschaden nach OP zusätzlich Y84.9! Zwischenfälle durch medizinische Maßnahmen, nicht näher bezeichnet kodieren.

3. ICD-Schlüsselnummern für Krankheiten und Gesundheitsprobleme

- T84.0 Lockerung einer TEP
- T84.5 Infektion einer TEP
- T84.8 Schmerzen durch eine TEP
- M96.6 Knochenfraktur nach Endoprothese oder Knochenplatte
- T87.4 Infektion des Amputationsstumpfes
- T87.5 Nekrose des Amputationsstumpfes
- Y69! Komplikation während eines Eingriffs
  ⇨ versehentlicher Schnitt, Punktion, Blutung, kann an die Art der Verletzung/Komplikation angehängt werden.
- Y84.9! Spätere Komplikation nach chirurg. Eingriff oder med. Behandlung

4. OPS-Schlüsselnummern für Operationen und Prozeduren

4.1. Intensivmedizin

8-831.0	Legen eines ZVK
8-831.2	Wechsel eines ZVK
8-930	Intensivmonitoring ohne ZVD ①
8-931.0	Intensivmonitoring mit ZVD ohne kontinuierliche Messung d. zentralvenösen Sauerstoffsättigung ①
8-020.8	Systemische Thrombolysebehandlung (bei Herzinfarkt)
8-771	Kardiopulmonale Reanimation
8-700.0	Offenhalten der oberen Atemwege durch Güdeltubus ①
8-700.1	Offenhalten der oberen Atemwege durch Wendeltubus ①
8-706	Anlegen einer Maske zur maschinellen Beatmung ① ⇨ z. B. CPAP-Beatmung
8-701	Endotracheale Intubation
8-704	Intubation mit CombiTubus
5-311.1	Punktionstracheotomie
8-144.0	Therapeutische Drainage der Pleurahöhle, großlumig ⇨ Bülaudrainiage
8.152.1	Therapeutische Pleurapunktion ①
1-204.2	Lumbalpunktion zur Liquorentnahme

4. OPS-Schlüsselnummern für Operationen und Prozeduren

8-800.c0 Gabe von 1 - 5 Erythrozytenkonzentraten
8-800.c1 Gabe von 6 - 10 Erythrozytenkonzentraten
8-810.x Gabe von Humanalbumin ①
8-854.2 Intermittierende Hämodialyse bis 6 Stunden Dauer mit Heparin oder ohne Antikoagulation

War der Patient schon vor der stationären Aufnahme dialysepflichtig und wird die regelmäßige Dialyse während des stationären Aufenthaltes fortgeführt, wird die Dialysebehandlung i.d.R. von der Krankenkasse direkt mit der dialysierenden Einrichtung abgerechnet und muss nicht kodiert werden. Sonst ist jede durchgeführte Hämodialyse einzeln zu kodieren!

Dialyseformen mit anderen Antikoagulantien bitte im OPS-Katalog unter 8-854 Hämodialyse nachschlagen.

4. OPS-Schlüsselnummern für Operationen und Prozeduren

4.2. Geriatrie

Geriatrisches Assessment

 Das Assessment im Rahmen der Geriatrischen Komplexbehandlung 8-550 und 8-98a wird nicht gesondert kodiert!

1-770 **Multidimensionales geriatrisches Screening und Minimalassessment**
⇨ Untersuchung von mind. 3 Funktionsbereichen (z. B. Mobilität, Selbsthilfefähigkeit und Kognition) mit standardisierten Messverfahren

1-771 **Standardisiertes geriatrisches Basisassessment (GBA)**
⇨ Untersuchung von mind. 5 Funktionsbereichen (z. B. Mobilität, Selbsthilfefähigkeit, Stimmung, Ernährung, Kontinenz, Kognition und soziale Situation) mit standardisierten Messverfahren

4. OPS-Schlüsselnummern für Operationen und Prozeduren

Geriatrische frührehabilitative Komplexbehandlung

8-550.0 Geriatrische Komplexbehandlung
⇨ Komplettes Assessment, mindestens 7 Tage Behandlungsdauer, mind. 10 Therapieeinheiten à durchschn. 30 min, davon max. 1 Gruppentherapie

8-550.1 Geriatrische Komplexbehandlung
⇨ Komplettes Assessment, mindestens 14 Tage Behandlungsdauer, mind. 20 Therapieeinheiten à durchschn. 30 min, davon max. 2 Gruppentherapien

8-550.2 Geriatrische Komplexbehandlung
⇨ Komplettes Assessment, mindestens 21 Tage Behandlungsdauer, mind. 30 Therapieeinheiten à durchschn. 30 min, davon max. 3 Gruppentherapien

Der OPS-Text gibt vor, dass eine bestimmte Anzahl von Therapie**einheiten** (mit einer durchschnittlichen Dauer von 30') zu erbringen und somit auch zu dokumentieren ist.
Auch wenn der OPS-Kode 8-550.0 im G-DRG-System bisher keine Erlösrelevanz besitzt, sollte er dennoch kodiert werden, wenn die entsprechenden Leistungen erbracht wurden.

4. OPS-Schlüsselnummern für Operationen und Prozeduren

Teilstationäre Geriatrische Komplexbehandlung (Tagesklinik)

8-98a.0 Basisbehandlung

8-98a.10 Umfassende Behandlung
⇨ mind. 2 Therapiebereiche mit 60–90 min Therapiezeit/Tag, davon mind. 30 min als Einzeltherapie

8-98a.11 Umfassende Behandlung
⇨ mind. 2 Therapiebereiche mit mehr als 90 min Therapiezeit/Tag, davon mind. 45 min als Einzeltherapie

 Jeder Tag mit teilstationärer Behandlung, an dem die in Kap. 2.6 detailliert beschriebenen Bedingungen erfüllt werden, ist einzeln mit einer dieser Ziffern zu kodieren.

4. OPS-Schlüsselnummern für Operationen und Prozeduren

Behandlung durch Therapeuten

8-561.1 Funktionsorientierte physikalische Monotherapie
⇨ Physikalische Therapie, Physio- oder Ergotherapie, 5 TE à mind. 30 min pro Woche, Gruppe möglich

8-561.2 Kombinierte funktionsorientierte physikalische Therapie
⇨ Zwei der folgenden Therapiebereiche: Physikalische Therapie, Physio- oder Ergotherapie, 10 TE à mind. 30 min pro Woche über mindestens 10 Behandlungstage, Gruppentherapie möglich

8-650 Elektrotherapie ①
⇨ Galvanisation, Impulsströme, Ultraschalltherapie, Hochfrequenztherapie

8-390.1 Therapeutisch-funktionelle Lagerung auf neurophysiologischer Grundlage ①
⇨ z. B. nach Bobath, muss mehrmals täglich erfolgen

9-320 Logopädische Therapie ①

9-404.0 Neuropsychologische Therapie, 50 min bis 2 Stunden

9-404.1 Neuropsychologische Therapie, mehr als 2 Stunden bis 4 Stunden

9-404.2 Neuropsychologische Therapie, mehr als 4 Stunden

4. OPS-Schlüsselnummern für Operationen und Prozeduren

Beratung durch Sozialarbeiter/Sozialdienst

9-401.0 Sozialrechtliche Beratung ①
⇨ Information zu Möglichkeiten sozialrechtlicher Unterstützung einschl. organisatorischer Maßnahmen

.00 Mindestens 50 Minuten bis 2 Stunden
.01 Mehr als 2 Stunden bis 4 Stunden
.02 Mehr als 4 Stunden

9-401.2 Nachsorgeorganisation ①
⇨ Beratung und organisatorische Maßnahmen bezüglich ambulanter und stationärer Nachsorge

.22 Mindestens 50 Minuten bis 2 Stunden
.23 Mehr als 2 Stunden bis 4 Stunden
.25 Mehr als 4 Stunden bis 6 Stunden
.26 Mehr als 6 Stunden

Schulung von Patienten

9-500.0 Schulung von Patienten ①
⇨ z. B. Injektion von Insulin oder Heparin, Sondenkostgabe, Verbandswechsel, Lagerung, Dauer mind. 2 Stunden

Dekubitus

Flächen addieren, Abtragung nur 1-mal pro stat. Aufenthalt kodieren! Kleinflächig ⇨ Länge bis 3 cm oder Fläche bis 4 cm^2

5-893.0d Kleinflächige chirurgische Wundtoilette am Gesäß

4. OPS-Schlüsselnummern für Operationen und Prozeduren

5-893.1d	Großflächige chirurgische Wundtoilette am Gesäß
5-893.3d	Großflächige Wundtoilette am Gesäß mit biochirurgischen Verfahren ⇨ z. B. Einsatz von Fliegenmaden
5-892.0d	Abszessspaltung am Gesäß
5-893.0g	Kleinflächige chirurgische Wundtoilette am Fuß
5-893.1g	Großflächige chirurgische Wundtoilette am Fuß
8-191.5	Anlage eines Hydrocolloidverbandes bei großflächigen und schwerwiegenden Hauterkrankungen ① ⇨ Ab Dekubitus Grad II, größer als 4 cm²

MRSA-Sanierung

Die Sanierung eines Patienten mit multiresistenten Erregern ist ein komplexer Prozess, der aus vielen Einzelmaßnahmen besteht. Schon aus krankenhaushygienischen Gründen empfehlen sich eine standardisierte Vorgehensweise nach den Richtlinien des Robert-Koch-Instituts und eine sorgfältige Dokumentation. Das ist auch die Grundlage für die Kodierung dieser OPS-Ziffer, deren Einzelheiten im OPS-Katalog nachzuschlagen sind.

Neben der engen Zusammenarbeit mit einem Krankenhaushygieniker/einer Hygienefachkraft müssen folgende Merkmale erfüllt sein:

4. OPS-Schlüsselnummern für Operationen und Prozeduren

- Spezielle mikrobiologische Untersuchungen auf multiresistente Erreger
- Strikte Isolierung mit eigenem Sanitärbereich/Toilettenstuhl, bis 3 Abstriche von den Prädilektionsstellen an unterschiedlichen Tagen negativ sind.
- Dokumentierter durchschnittlicher Mehraufwand von 2 Stunden täglich während der Behandlungstage mit strikter Isolierung durch die Maßnahmen zur Sanierung, Vermeidung der Rekontamination oder Verbreitung des Erregers

8-987.1- Komplexbehandlung bei Sanierung oder Infektion mit multiresistenten Erregern z. B. MRSA, nicht auf spezieller Isoliereinheit

Die 5. Stelle gibt die Dauer dieser Behandlung an:

        0   bis zu 6 Tage
        1   7 - 13 Tage
        2   14 – 20 Tage
        3   ≥ 21 Tage

Diese Komplexbehandlung löst ab 7 Tage Behandlungsdauer spezielle DRGs aus!

Die alleinige Isolierung des Patienten bei Verdacht auf Besiedlung oder Infektion mit multiresistenten Erregern mit anschließend negativem Befund fällt nicht darunter! In solchen Fällen lediglich *Z29.0 Prophylaktische Isolierung* kodieren.

4. OPS-Schlüsselnummern für Operationen und Prozeduren

4.3. Gastroenterologie

Gastroskopie

1-632   Diagnostische Ösophago-Gastro-Duodenoskopie
1-440.a   1 - 5 Biopsien am oberen Verdauungstrakt
1-440.9   Stufenbiopsien am oberen Verdauungstrakt

Magenblutung

5-449.d3   Clippen einer Magenblutung
5-449.e3   Blutstillung im Magen durch Injektion

Ernährungssonden

5-431.2   Anlage einer PEG
8-123.0   Wechsel einer PEG
8-123.1   Entfernung einer PEG
8-123.x   Lagekorrektur einer PEG, Durchspülen einer verstopften PEG, Reparatur einer PEG
8-125.2   Endoskopische Anlage und Wechsel einer duodenalen oder jejunalen Ernährungssonde über eine liegende PEG-Sonde
    ⇨ incl. diagnostische Ösophagogastroduodenoskopie
8-015.0   Enterale Ernährung über eine Sonde als medizinische Hauptbehandlung ①
8-015.1   Enterale Ernährung über ein Stoma als medizinische Hauptbehandlung ①

4. OPS-Schlüsselnummern für Operationen und Prozeduren

Dickdarm

8-126	Transanale Irrigation, hoher Schwenkeinlauf ⇨ außer zur Vorbereitung einer Coloskopie
1-650.0	Partielle Koloskopie
1-650.1	Totale Koloskopie bis Zoekum
1-650.2	Totale Koloskopie mit Ileoskopie
1-651	Sigmoidoskopie
1-653	Proktoskopie
1-654.0	Rektoskopie (mit flexiblem Instrument)
1.656	Telemetrische Kapselendoskopie des Kolons
1-444.7	1 - 5 Biopsien am unteren Verdauungstrakt
1-444.6	Stufenbiopsien am unteren Verdauungstrakt
5-452.21	Polypektomie von 1-2 Polypen im Colon mit Schlinge
5-452.22	Polypektomie von mehr als 2 Polypen im Colon mit Schlinge
8-502	Tamponade einer Rektumblutung
8-506	Wechsel und Entfernung einer Tamponade bei Rektumblutung
1-853.2	Diagnostische Aszitespunktion ①
8-153	Therapeutische Aszitespunktion ①

ERCP

1-642	ERCP

4. OPS-Schlüsselnummern für Operationen und Prozeduren

4.4. Radiologie

Projektionsradiographie

3-100.0	Mammographie, eine odere mehr Ebenen
3-100.1	Mammographie, Präparatradiographie
3-13a	Kolonkontrastuntersuchung
3-13b	Magen-Darm-Passage (fraktioniert)
3-13c.0	Intravenöse Cholangiographie
3-13c.1	Perkutan-transhepatische Cholangiographie (PTC)
3-13e	Miktionszytourethrographie
3-13m	Fistulographie

Computertomographie

3-200	CCT ohne KM
3-220	CCT mit KM
3-202	Thorax-CT ohne KM
3-222	Thorax-CT mit KM
3-207	Abdomen-CT ohne KM
3-225	Abdomen-CT mit KM
3-203	Wirbelsäulen-CT ohne KM
3-206	Becken-CT ohne KM
3-226	Becken-CT mit KM

4. OPS-Schlüsselnummern für Operationen und Prozeduren

MRT

- 3-800   MRT des Schädels ohne KM
- 3-820   MRT des Schädels mit KM
- 3-802   MRT der Wirbelsäule ohne KM
- 3-823   MRT der Wirbelsäule mit KM
- 3-843   Magnetresonanz-Cholangiographie (MRCP)

Szintigraphie/SPECT

- 3-701   Szintigraphie der Schilddrüse
- 3-703.0 Perfusionsszintigraphie der Lunge
- 3-703.1 Ventilationsszintigraphie der Lunge
- 3-703.2 Perfusions- und Ventilationsszintigraphie der Lunge
- 3-705   Knochenszintigraphie

Für die Kodierung der folgenden OPS-Kodes 3-721.- wird die 6. Stelle wie folgt kodiert:
- 0   ohne EKG-Tiggerung
- 1   mit EKG-Tiggerung

3-721.0 Myocardszintigraphie in Ruhe

4. OPS-Schlüsselnummern für Operationen und Prozeduren

Angiographie

3-614 Phlebographie mit Darstellung des Abflussbereiches

Andere bildgebende Verfahren

3-900 Knochendichtemessung (alle Verfahren)

Die folgenden Positionen sind ausschließlich zur Kodierung von Zusatzinformationen zur bildgebenden Diagnostik zu benutzen, sofern sie nicht schon im Kode selbst enthalten sind. Sie dürfen nicht selbstständig benutzt werden und sind nur im Sinne einer Zusatzkodierung zulässig

3-990 Computergestützte Bildanalyse mit 3D-Auswertung

4. OPS-Schlüsselnummern für Operationen und Prozeduren

4.5. Pulmologie und Kardiologie

Endoskopie

1-610.1 Indirekte Laryngoskopie
1-611.1 Indirekte Pharyngoskopie
1-620.0 Bronchoskopie
1-620.3 Bronchoskopie mit broncho-alveolärer Lavage
1-843 Diagnostische Aspiration aus dem Bronchus
1-430.0 Biopsie der Trachea
1-430.0 Biopsie der Bronchien
1-430.3 Stufenbiopsien im Bronchialsystem

Pleurapunktion

1-844 Diagnostische Pleurapunktion ①
8-152.1 Therapeutische Pleurapunktion ①

Funktionsmessung

1-710 Ganzkörperplethysmographie

Kardiologie

3-052 Transösophageale Echokardiographie
8-020.8 Systemische Thrombolysebehandlung (bei Herzinfarkt)
1-266.0 Schrittmacherkontrolle, Umprogrammierung eines Schrittmachers

4. OPS-Schlüsselnummern für Operationen und Prozeduren

4.6. Blut und Blutbestandteile, Knochenmark

1-503.5	Knochenmarkpunktion Beckenkamm
8-800.c0	Gabe von 1 - 5 Erythrozytenkonzentraten
8-800.c1	Gabe von 6 - 10 Erythrozytenkonzentraten
8-810.-	Gabe von Humanalbumin ①

4.7. Neurologie

1-204.2	Lumbalpunktion zur Liquorentnahme
1-207.0	Routine-EEG
1-205	Elektromyographie (EMG)
1-206	Neurographie ⇨ Messung der Nervenleitgeschwindigkeit
1-613	Evaluation des Schluckens mit flexiblem Endoskop

4. OPS-Schlüsselnummern für Operationen und Prozeduren

Behandlung des akuten Schlaganfalls/TIA

Neben der *8-981 Neurologische Komplexbehandlung des akuten Schlaganfalls*, die Stroke Units unter neurologischer Leitung vorbehalten ist, gibt es eine weitere OPS-Ziffer für die Behandlung akuter Schlaganfälle/TIA auf einer spez. Behandlungseinheit mit etwas geringeren Anforderungen.

8-98b.0 Andere neurologische Komplexbehandlung des akuten Schlaganfalls
⇨ mindestens 24 bis höchstens 72 Stunden

8-98b.1 Andere neurologische Komplexbehandlung des akuten Schlaganfalls
⇨ mehr als 72 Stunden

Diese können auch unter internistischer Leitung erbracht werden. Dabei muss „im Team der neurologische Sachverstand kontinuierlich eingebunden sein".

Folgende Mindestmerkmale werden bei der Behandlung gefordert:
- ✓ 24-stündige ärztliche Anwesenheit (auch als Bereitschaftsdienst)
- ✓ 24-Stunden-Monotoring von mind. 6 der folgenden Parameter: Blutdruck, Herzfrequenz, EKG, Atmung, Sauerstoffsättigung, Temperatur, intrakranieller Druck, EEG, evozierte Potentiale
- ✓ 6-stündliche (max. Abstand nachts 8 Stunden) Überwachung und Dokumentation des neurologischen Befundes

4. OPS-Schlüsselnummern für Operationen und Prozeduren

- ✓ CCT oder Kernspin des Kopfes bei Lyseindikation innerhalb von 60 min, sonst innerhalb von 6 Stunden nach Aufnahme sofern nicht bereits extern erfolgt
- ✓ Durchführung neurosonologischer Untersuchungsverfahren, bei primärer Blutung entbehrlich
- ✓ Ätiologische Diagnostik und Differentialdiagnostik des Schlaganfalls im eigenen Klinikum
- ✓ Spezialisierte Labordiagnostik in Fremdlabors möglich
- ✓ Kontinuierliche Möglichkeit zur Fibrinolysetherapie des Schlaganfalls
- ✓ Unmittelbarer Beginn der Physiotherapie, Ergotherapie oder Logopädie mit mind. einer Behandlungseinheit pro Tag pro Bereich bei Vorliegen eines entsprechenden Defizits und bestehender Behandlungsfähigkeit
- ✓ Unmittelbarer Zugang zu neurochirurgischen Notfalleingriffen und gefäßchirurgischen/ interventionell-neuroradiologischen Maßnahmen im Hause oder in max. halbstündiger Transportentfernung

Die geriatrischen DRGs B44A und B44C werden auch 2010 nur durch die „große" Neurologische Komplexbehandlung des akuten Schlaganfalls, also die 8-981 ausgelöst! Vgl. Kap. 5.

Der OPS-Kode 8-98b „Andere neurologische Komplexbehandlung des akuten Schlaganfalls" ist 2010 erlösrelevant: B69C, B70C, B70D, B70G.

4. OPS-Schlüsselnummern für Operationen und Prozeduren

4.8. Urologie/Gynäkologie

Urologie

- 5-572.1 Anlage eines suprapubischen Katheters
- 5-572.5 Operative Dilatation eines Zystostomiekanals mit Anlegen eines dicklumigen suprapubischen Katheters
- 8-132.3 Kontinuierliche Blasenspülung
  ⇨ z. B. bei Hämaturie nach SPDK-Anlage
- 8-133.0 Wechsel eines SPDK
- 8-133.1 Entfernung eines SPDK

- 1-661 Urethrozystoskopie
- 1-334 Urodynamische Untersuchung
- 1-460.2 Transurethrale Biopsie der Harnblase
- 1-464.00 Stanzbiopsie der Prostata, weniger als 20 Zylinder
- 3-05c.0 Transrektale Endosonographie der Prostata

Gynäkologie

- 3-05d Vaginale Sonographie
- 3-100.0 Mammographie, Eine odere mehr Ebenen
- 3-100.1 Mammographie, Präparatradiographie

4. OPS-Schlüsselnummern für Operationen und Prozeduren

4.9. HNO

8-171.0	Therapeutische Spülung des äußeren Gehörgangs ⇨ z. B. zur Cerumenentfernung
8-500	Tamponade einer Nasenblutung
8-506	Wechsel und Entfernung einer Tamponade bei Blutungen
1-242	Audiometrie
1-610.1	Indirekte Laryngoskopie
1-611.1	Indirekte Pharyngoskopie
1-613	Evaluation des Schluckens mit flexiblem Endoskop

4.10. Pflege

9-200 Hochaufwändige Pflege von Erwachsenen

⇨ für Patienten ab Beginn des 19. Lebensjahres

⇨ Anwendung des Pflegekomplexmaßnahmen-Scores für Erwachsene [PKMS-E] (siehe Anhang OPS 2010) erforderlich

⇨ tgl. Addition der Aufwandspunkte

⇨ Gesamtanzahl der Aufwandspunkte errechnet sich aus Summe der tgl. ermittelten Punkte über die Verweildauer

⇨ Aufwandspunkte, die am Aufnahme und/oder Entlassungstag entstehen, werden mit berücksichtigt

⇨ pflegerische Leistungen werden durch examinierte Gesundheits- und KrankenpflegerInnen oder unter deren Verantwortung erbracht

4. OPS-Schlüsselnummern für Operationen und Prozeduren

Diese OPS-Ziffer beginnt erst bei 43 Punkten, dazu ist eine Mindestaufenthaltsdauer im Haus von 4 Tagen notwendig. Ist schon bei Aufnahme sicher, dass der Patient nicht so lange bleibt, lohnt sich die aufwändige Dokumentation nicht.

9-200.0 43 bis 71 Aufwandspunkte
9-200.1 72 bis 100 Aufwandspunkte
9-200.2 101 bis 128 Aufwandspunkte
9-200.3 129 bis 157 Aufwandspunkte
9-200.4 157 und mehr Aufwandspunkte

Der PKMS-E findet sich im Anhang (Kap. 6.6) Ausführliche Darstellungen sowie Dokumentationsbögen können unter **www.deutscher-pflegerat.de** heruntergeladen werden. Desweiteren wurde der PKMS in den Anhang zum OPS Version 2010 augenommen.

In welcher Form (z.B. Schweregradsplitt, Zusatzentgelt) und zu welchem Zeitpunkt (2012 oder bereits 2011 über eine ergänzende Datenabfrage) dieser neue OPS-Kode Eingang in das G-DRG-System finden und somit erlösrelevant werden wird, lässt sich derzeit nicht sicher abschätzen. Daher sollten Sie sich rasch mit dem PKMS-E und den Kodiervorgaben vertraut machen und eine Kodierung in Ihrer Einrichtung unterstützen.

4. OPS-Schlüsselnummern für Operationen und Prozeduren

4.11. Aktivierend-therapeutische Pflege

Seitens des Bundesverbandes Geriatrie wurde sich mit dem komplexen Thema „Aktivierend-therapeutische Pflege in der Geriatrie" intensiv auseinandergesetzt. Die erarbeitete Begriffsdefinition steht auf der Homepage des BV Geriatrie unter der Rubrik „Aktuelles" zum Download bereit (http://www.bv-geriatrie.de). Des Weiteren wurde die Erarbeitung eines – zunächst beschreibenden – Katalogs unter Berücksichtigung der Besonderheiten der aktivierend-therapeutischen Pflege in der Geriatrie abgeschlossen. Die Evaluierungsphase des „Katalogs der aktivierend-therapeutischen Pflege in der Geriatrie" wurde eingeleitet.

5. Geriatrische DRGs

Im Jahr 2010 gibt es folgende DRGs, die in Verbindung mit bestimmten Hauptdiagnosen durch die Geriatrische frührehabilitative Komplexbehandlung ausgelöst werden können:

DRG	Bezeichnung
B44A	Geriatrische frührehabilitative Komplexbehandlung bei Krankheiten und Störungen des Nervensystems mit schwerer motorischer Funktionseinschränkung, mit neurologischer Komplexbehandlung des akuten Schlaganfalls
B44B	Geriatrische frührehabilitative Komplexbehandlung bei Krankheiten und Störungen des Nervensystems mit schwerer motorischer Funktionseinschränkung, ohne neurologische Komplexbehandlung des akuten Schlaganfalls
B44C	Geriatrische frührehabilitative Komplexbehandlung bei Krankheiten und Störungen des Nervensystems ohne schwere motorische Funktionseinschränkung, mit neurologischer Komplexbehandlung des akuten Schlaganfalls
B44D	Geriatrische frührehabilitative Komplexbehandlung bei Krankheiten und Störungen des Nervensystems ohne schwere motorische Funktionseinschränkung, ohne neurologische Komplexbehandlung des akuten Schlaganfalls
E42Z	Geriatrische frührehabilitative Komplexbehandlung bei Krankheiten und Störungen der Atmungsorgane
F48Z	Geriatrische frührehabilitative Komplexbehandlung bei Krankheiten und Störungen des Kreislaufsystems

5. Geriatrische DRGs

G14Z	Geriatrische frührehabilitative Komplexbehandlung mit bestimmter OR-Prozedur bei Krankheiten und Störungen der Verdauungsorgane
G52Z	Geriatrische frührehabilitative Komplexbehandlung bei Krankheiten und Störungen der Verdauungsorgane
H44Z	Geriatrische frührehabilitative Komplexbehandlung bei Krankheiten und Störungen an hepatobiliärem System und Pankreas
I34Z	Geriatrische frührehabilitative Komplexbehandlung mit bestimmter OR-Prozedur bei Krankheiten und Störungen an Muskel-Skelett-System und Bindegewebe
I41Z	Geriatrische frührehabilitative Komplexbehandlung bei Krankheiten und Störungen an Muskel-Skelett-System und Bindegewebe
K01A	Verschiedene Eingriffe bei Diabetes mellitus mit Komplikationen, mit Frührehabilitation oder geriatrischer frührehabilitativer Komplexbehandlung
K44Z	Geriatrische frührehabilitative Komplexbehandlung bei endokrinen, Ernährungs- und Stoffwechselkrankheiten
L44Z	Geriatrische frührehabilitative Komplexbehandlung bei Krankheiten und Störungen der Harnorgane
U40Z	Geriatrische frührehabilitative Komplexbehandlung bei psychischen Krankheiten und Störungen

Die zugehörigen Größen wie Bewertungsrelationen und Verweildauer (Ausnahme: K01A) finden sich im Fallpauschalenkatalog, die zugehörigen Hauptdiagnosen sowie die Einordnung der geriatrischen DRGs in die Gesamthierarchie können in den Definitionshandbüchern nachgeschlagen werden (http://www.g-drg.de).

6. Anhang

6.1. OPS 8-550

8-550 **Geriatrische frührehabilitative Komplexbehandlung**

Exkl.: Neurologisch-neurochirurgische Frührehabilitation (8-552 ff.)
Fachübergreifende und andere Frührehabilitation (8-559 ff.)
Physikalisch-medizinische Komplexbehandlung (8-563 ff.)

Hinw.: Mindestmerkmale:

- Behandlung durch ein geriatrisches Team unter fachärztlicher Behandlungsleitung (Zusatzweiterbildung oder Schwerpunktbezeichnung im Bereich "Klinische Geriatrie" erforderlich). Die fachärztliche Behandlungsleitung muss überwiegend in der zugehörigen geriatrischen Einheit tätig sein.

- Standardisiertes geriatrisches Assessment zu Beginn der Behandlung in mind. 4 Bereichen (Mobilität, Selbsthilfefähigkeit, Kognition, Emotion) und vor der Entlassung in mind. 2 Bereichen (Selbstständigkeit, Mobilität). Lässt der Zustand des Patienten die Erhebung einzelner Assessmentbestandteile nicht zu, ist dies zu dokumentieren. Wenn der Zustand des Patienten es erlaubt, ist die Erhebung nachzuholen.

6. Anhang

- Soziales Assessment zum bisherigen Status in mind. 5 Bereichen (soziales Umfeld, Wohnumfeld, häusliche/außerhäusliche Aktivitäten, Pflege-/Hilfsmittelbedarf, rechtliche Verfügungen) Lässt der Zustand des Patienten die Erhebung einzelner Assessmentbestandteile nicht zu, ist dies zu dokumentieren. Sofern möglich sind die fehlenden Bestandteile fremdanamnestisch zu erheben bzw. ist die Erhebung nachzuholen, wenn der Zustand des Patienten es erlaubt.
- Wöchentliche Teambesprechung unter Beteiligung aller Berufsgruppen mit wochenbezogener Dokumentation bisheriger Behandlungsergebnisse und weiterer Behandlungsziele
- Aktivierend-therapeutische Pflege durch besonders geschultes Pflegepersonal

Teamintegrierter Einsatz von mind. 2 der folgenden 4 Therapiebereiche: Physiotherapie/ Physikalische Therapie, Ergotherapie, Logopädie/fazioorale Therapie, Psychologie/ Neuropsychologie
Eine gleichzeitige (dauernde oder intermittierende) akutmedizinische Diagnostik bzw. Behandlung ist gesondert zu kodieren

8-550.0 Mindestens 7 Behandlungstage und 10 Therapieeinheiten

Hinw.: Der therapeutische Anteil umfasst insgesamt mind. 10 Therapieeinheiten von durchschnittlich 30 Minuten, davon maximal 10% als Gruppentherapie

6. Anhang

8-550.1 Mindestens 14 Behandlungstage und 20 Therapieeinheiten

8-550.0 Mindestens 7 Behandlungstage und 10 Therapieeinheiten

Hinw.: Der therapeutische Anteil umfasst insgesamt mind. 10 Therapieeinheiten von durchschnittlich 30 Minuten, davon maximal 10% als Gruppentherapie

8-550.1 Mindestens 14 Behandlungstage und 20 Therapieeinheiten

Hinw.: Der therapeutische Anteil umfasst insgesamt mind. 20 Therapieeinheiten von durchschnittlich 30 Minuten, davon maximal 10% als Gruppentherapie

8-550.2 Mindestens 21 Behandlungstage und 30 Therapieeinheiten

Hinw.: Der therapeutische Anteil umfasst insgesamt mind. 30 Therapieeinheiten von durchschnittlich 30 Minuten, davon maximal 10% als Gruppentherapie

Die Interpretation für „geriatrische Einheit" gestaltet sich aus Sicht der DRG-Projektgruppe sowie des Vorstands des BV Geriatrie wie folgt:

Unter einer „geriatrischen Einheit" sind eine geriatrische Klinik, geriatrische Fachabteilung oder Kombinationen von verschiedenen stationären geriatrischen Einrichtungen einer Klinik zu verstehen, für deren Leitung ein Chefarzt bzw. ein fachlich weisungsungebundener Facharzt - jeweils mit der Zusatzweiterbildung oder Schwerpunktbezeichnung Geriatrie - zuständig ist.

6. Anhang

Stehen mehrere Standorte einer Klinik gemeinsam unter der Leitung eines Chefarztes bzw. eines fachlich weisungsungebundenen Facharztes - jeweils mit der Zusatzweiterbildung oder Schwerpunktbezeichnung Geriatrie -, so muss an jedem Standort ein Facharzt mit der Zusatzweiterbildung oder Schwerpunktbezeichnung Geriatrie überwiegend ärztlich tätig sein.

6.2. OPS 8-98a

8-98a Teilstationäre Geriatrische Komplexbehandlung

Exkl.: Geriatrische frührehabilitative Komplexbehandlung (8-550 ff.)

Hinw.
- Jeder Tag mit teilstationärer geriatrischer Behandlung, an dem die nachfolgenden Bedingungen erfüllt werden, ist einzeln zu kodieren.
- Mindestmerkmale:
- Teamintegrierte Behandlung unter fachärztlicher Behandlungsleitung (Zusatzweiterbildung oder Schwerpunktbezeichnung im Bereich "Klinische Geriatrie" erforderlich; sofern diese nicht vorliegt, ist zur Aufrechterhaltung bereits bestehender geriatrischer Versorgungsangebote übergangsweise bis zum Jahresende 2007 eine vergleichbare mehrjährige Erfahrung im Bereich "Klinische Geriatrie" ausreichend)

6. Anhang

- Aktuelle Durchführung zu Beginn der Behandlung bzw. Vorhandensein (max. 4 Wochen) eines standardisierten geriatrischen Assessments in mind. 4 Bereichen (Mobilität, Selbsthilfefähigkeit, Kognition, Emotion)

- Aktuelle Durchführung zu Beginn der Behandlung bzw. Vorhandensein (max. 4 Wochen) eines soz. Assessments in mind. 5 Bereichen (soziales Umfeld, Wohnumfeld, häusliche/außerhäusliche Aktivitäten, Pflege-/Hilfsmittelbedarf, rechtliche Verfügungen)

- Ärztliche Visite

- Aktivierend-therapeutische Pflege durch besonders geschultes Pflegepersonal

- Vorhandensein folgender Bereiche: Physiotherapie, Physikalische Therapie, Ergotherapie, Psychologie/Neuropsychologie, Logopädie/fazioorale Therapie, Sozialdienst

- Gesamtaufenthaltsdauer pro Tag in der teilstationären Einrichtung (inkl. Lagerungs- und Erholungszeiten) von mind. 330 Minuten (ohne Transportzeiten)

Eine gleichzeitige akutmedizinische Diagnostik bzw. Behandlung ist gesondert zu kodieren

8-98a.0	Basisbehandlung
8-98a.1	Umfassende Behandlung

6. Anhang

Hinw.	Mindestmerkmale: • Teamintegrierter Einsatz von mind. 2 der folgenden 5 Therapiebereiche: Physiotherapie, Physikalische Therapie, Ergotherapie, Logopädie/fazioorale Therapie, Psychologie/Neuropsychologie
.10	60 bis 90 Minuten Therapiezeit pro Tag in Einzel- und/oder Gruppentherapie
Hinw.	Die Einzeltherapie muss mind. 30 Minuten betragen
.11	Mehr als 90 Minuten Therapiezeit pro Tag in Einzel- und/oder Gruppentherapie
Hinw.	Die Einzeltherapie muss mind. 45 Minuten betragen

6. Anhang

6.3. Auslegungshinweise der MDK-Gemeinschaft zum OPS 8-550* Version 2010

Die Begutachtungshinweise zur OPS 8-550* Version 2010 sollen den Gutachter bei der Prüfung der sachgerechten Kodierung dieser OPS unterstützen, indem sie ihm in der MDK-Gemeinschaft abgestimmte Anhaltspunkte für die gutachterliche Bewertung zur Verfügung stellen. Hiervon unberührt stellt die gutachterliche Stellungnahme stets eine in Eigenverantwortung des jeweiligen Gutachters getroffene Bewertung dar, die sich grundsätzlich am konkreten Einzelfall zu orientieren und dessen Spezifika zu berücksichtigen hat. Um gegenüber den Leistungserbringern zur Transparenz beizutragen, sind im Folgenden diejenigen Punkte der OPS 8-550* Version 2010 benannt, zu denen in den Begutachtungshinweisen nähere Empfehlungen erfolgt sind

1	geriatrisch	Für die Anwendung einer geriatrischen Komplexbehandlung wird in Anlehnung an die MDS- Begutachtungs-Richtlinie „Vorsorge und Rehabilitation" in der Regel ein Alter von 70 Jahren, zumindest jedoch ein Alter von 60 Jahren vorausgesetzt. Zwischen 60 und 70 Jahren kann eine Vorprüfung auf ergänzende Plausibilität einer geriatrischen Behandlung erfolgen.
2	frührehabilitativ	Aufgrund derzeit noch fehlender offizieller Frührehabilitationskriterien liegt die Entscheidung einer diesbezüglichen Prüfung beim Gutachter.

6. Anhang

		Hiervon unberührt bleibt die generelle Prüfung der akutstationären Behandlungsbedürftigkeit (zum Aufnahmezeitpunkt und während der Behandlungsdauer der OPS 8.550*).
3	geriatrisches Team	In der Personalstruktur der Klinik ist ein Team, mindestens bestehend aus den Professionen Medizin, Pflege, Physiotherapie, Ergotherapie, Logopädie und Sozialdienst vorhanden.
4	fachärztliche Behandlungsleitung, überwiegend in der zugehörigen geriatrischen Einheit tätig	Facharzt mit Zusatzweiterbildung oder Schwerpunktbezeichnung im Bereich „Klinische Geriatrie", der schwerpunktmäßig in der abrechnenden geriatrischen Einheit tätig sein muss, d.h. die fachärztliche Behandlungsleitung nicht gleichzeitig in einem anderen Krankenhaus oder sich nicht in enger räumlicher Nähe zueinander befindenden Standorten eines Krankenhauses innehaben kann. Die fachärztliche Behandlungsleitung umfasst i.d.R. die Übernahme der Gesamtbehandlungsverantwortung für den Patienten und die Weisungsbefugnis über ein geriatrisches Team.
5	standardisiertes geriatrisches Assessment (inkl. Dokumentations- und Nachholregelung bei initialer Nichterhebbarkeit)	Ggf. unter Vorlage der Erhebungsbögen nachweisbares Basisassessment in den genannten Bereichen unter Verwendung standardisierter (i.S. wissenschaftlich untersuchter, überregional eingesetzter) Instrumente. Unter Basisassessment (s.a. Nr. 9) werden Instrumente wie Barthel-Index, FIM™, Timed Up & Go, Tinetti, MMST, DemTect®, TFDD, GDS u.a. verstanden, die nach der Einteilung der Arbeitsgruppe Geriatrisches Assessment (AGAST) der Stufe 2 zuzuordnen sind (zwischen multidimensionalen Screening-instrumenten wie bspw. dem Lachs als Stufe 1

6. Anhang

		und vertiefenden funktionsspezifischen Tests, die spezielle therapeutische Qualifikationen und Testmaterialien voraussetzen, wie bspw. der Aachener Aphasie Test oder diverse neuropsychologische Testverfahren, als Stufe 3). Die Instrumentenauswahl ist in diesem Rahmen frei. Das erste dokumentierte Assessment markiert den Beginn der Behandlung gemäß OPS 8-550*. Das Aufnahmeassessment muss innerhalb von 4 Tagen abgeschlossen sein. Das Entlassungsassessment muss innerhalb der 4 letzten Behandlungstage liegen.
6	soziales Assessment (inkl. Doku. und Nachholregelung bei initialer Nichterhebbarkeit)	Strukturiertes Sozialassessment nach einem hausinternen Standard mit Angaben zu sozialem Umfeld, Wohnumfeld, vorbestehenden häuslichen/außerhäuslichen Aktivitäten, pflegerischer- und Hilfsmittelversorgung sowie rechtlichen Verfügungen (z.B. Betreuung, Patiententestament).
7	wöchentliche Teambesprechung und Dokumentation	Schriftliche Dokumentation der wöchentlichen Teambesprechung im Hinblick auf die individuell erreichten Behandlungsergebnisse und die weiteren Behandlungsziele. Der Umfang der Dokumentation hat sich an dem Ziel, den Rehabilitationsprozess transparent und die therapeutisch-rehabilitativen Maßnahmen plausibel zu machen, zu orientieren. Hierzu sollten die Beiträge der patientenbezogen beteiligten Berufsgruppen erkennbar sein. Die ausschließliche Verwendung vorgefertigter Auswahllisten ist in der Regel nicht ausreichend.

6. Anhang

8	aktivierend-therapeutische Pflege durch bes. geschultes Pflegepersonal	Maßnahmen und Ziele einer auf die Verbesserung der Selbständigkeit abzielenden aktivierend-therapeutischen Pflege müssen aus der Dokumentation erkennbar sein. Pflegefachkräfte, die durch zusätzliche Qualifikationen in geriatrisch-rehabilitativen Pflegeaspekten/-konzepten (z.B. Bobath, Validation, Angehörigenanleitung) fortgebildet sind, müssen an der aktivierend-therapeutischen Pflege beteiligt sein
9	Team-integrierter Einsatz von mind. 2 Therapiebereichen	Gefordert werden therapeutische Interventionen aus mindestens 2 der genannten 4 Therapiebereiche unabhängig von deren Anteilen an den gemäß OPS-Kodierung an der 5. Stelle geltend gemachten Mindestzahl von Therapieeinheiten. Nicht ausreichend für die Geltendmachung eines „Therapiebereichs" ist ein ausschließlich diagnostischer Einsatz der Therapeuten im Rahmen des Basisassessments (s. Nr. 5). Der teamintegrierte Einsatz ist durch Nr. 5 und Nr. 7 sichergestellt.
10	Behandlungstage	Behandlungstag ist ein Tag, an dem die OPS i.S. ihrer Leistungsdefinition erbracht wurde. Bestandteil dieser Leistungsdefinition sind alle in der OPS 8-550* Version 2010 genannten Merkmale, einzeln und in Kombination (z.B. Einsatz des geriatrischen Teams, Assessments, Teambesprechung, aktivierend-therapeutische Pflege, therapeutische Anwendungen). Behandlungstage sind insofern in der Regel alle Tage ab Beginn des dokumentierten Assessments bis zur Entlassung des Patienten, sofern nicht besondere Umstände wie bspw. eine

6. Anhang

		zwischenzeitliche Verlegung oder der Verlust der Frührehabilitationsfähigkeit zu einer Behandlungsunterbrechung oder zum vorzeitigen Behandlungsabbruch geführt haben.
11	Therapie-einheiten	Therapieeinheiten sind nach Art und Erbringungsdatum zu dokumentieren. Lediglich zur Erhebung des Basisassessments erfolgte Therapeuteneinsätze (s. Nr. 5) und Gruppentherapieeinheiten, die mehr als 10% der Gesamteinheiten übersteigen, werden für den geforderten Therapieumfang nicht berücksichtigt. Es liegt in der gutachterlichen Bewertung zu entscheiden, ob unter den konkreten Umständen des Einzelfalls eine nähere Prüfung der durchschnittlichen Therapiedauer notwendig erscheint.

6. Anhang

6.4. Auslegungshinweise der MDK-Gemeinschaft zum OPS 8-98a* Version 2010

Die Begutachtungshinweise zur OPS 8-98a* Version 2010 sollen den Gutachter bei der Prüfung der sachgerechten Kodierung dieser OPS unterstützen, indem sie ihm Anhaltspunkte für die gutachterliche Bewertung zur Verfügung stellen. Hiervon unberührt stellt die gutachterliche Stellungnahme stets eine in Eigenverantwortung des jeweiligen Gutachters getroffene Bewertung dar, die sich grundsätzlich am konkreten Einzelfall zu orientieren und dessen Spezifika zu berücksichtigen hat.

Um gegenüber den Leistungserbringern zur Transparenz beizutragen, sind im Folgenden diejenigen Punkte der OPS 8-98a* Version 2010 benannt, zu denen in den Begutachtungshinweisen nähere Empfehlungen erfolgt sind. Grundsätzlich gilt, dass die Leistungsmerkmale der OPS 8-98a* unter den Prozessgegebenheiten einer tagesklinischen geriatrischen Komplexbehandlung täglich vollständig zu erbringen sind, ein Teil der Merkmalsformulierungen der OPS 8-98a* jedoch eine komplette Kodierprüfung der Unterlagen des gesamten tagesklinischen Behandlungszeitraums erfordern.

6. Anhang

1	geriatrisch	Für die Anwendung einer geriatrischen Komplexbehandlung wird in Anlehnung an die MDS-Begutachtungs-Richtlinie „Vorsorge und Rehabilitation" in der Regel ein Alter von 70 Jahren, zumindest jedoch ein Alter von 60 Jahren vorausgesetzt. Zwischen 60 und 70 Jahren kann eine Vorprüfung auf ergänzende Plausibilität einer geriatrischen Behandlung erfolgen.
2	teamintegrierte Behandlung	Behandlung auf Basis regelmäßiger Teambesprechungen aller an der Behandlung beteiligten Berufsgruppen und Dokumentation individuell erreichter Behandlungsergebnisse und weiterer Behandlungsziele (i.d.R. nicht älter als 5 teilstationäre Behandlungstage)
3	fachärztliche Behandlungsleitung	Leitung durch einen Facharzt mit einer nach einer Weiterbildungsordnung anerkannten Weiter-bildung „Geriatrie". Die fachärztliche Behandlungs-leitung umfasst i.d.R. die Übernahme der Gesamtbehandlungsverantwortung für den Patienten und die Weisungsbefugnis über ein geriatrisches Team
4	aktuelle Durchf. zu Beginn der Behandlung bzw. Vorhandensein (max. 4 Wochen) eines Assessments (Nr. 5+6).	Beginn des geriatrischen Assessments am 1. teilstationären Behandlungstag, ab dem 2. teilstationären Behandlungstag wird das Vorhandensein eines höchstens 4 Wochen alten, teilstationär erhobenen Assessments gefordert. Für Aktualisierungen sind in Anlehnung an die OPS 8-550 Erhebungen in den Bereichen Mobilität und Selbsthilfefähigkeit, im Rahmen des Sozialassessments der Nachweis eines Abgleichs mit Vorbefunden ausreichend.

6. Anhang

5	standardisiertes geriatrisches Assessment	Ggf. unter Vorlage der Erhebungsbögen nachweisbare Basisassessments in den genannten Bereichen unter Verwendung standardisierter (i.S. wissenschaftlich untersuchter / überregional eingesetzter) Instrumente. Unter Basisassessment (s.a. Nr. 13) werden Instrumente wie Barthel-Index, FIM™, Timed Up & Go, Tinetti, MMST, DemTect®, TFDD, GDS u.a. verstanden, die nach der Einteilung der Arbeitsgruppe Geriatrisches Assessment (AGAST) der Stufe 2 zuzuordnen sind (zwischen multidimensionalen Screening-instrumenten wie bspw. dem Lachs als Stufe 1 und vertiefenden funktionsspezifischen Tests, die spezielle therapeutische Qualifikationen und Testmaterialien voraussetzen, wie bspw. der Aachener Aphasie Test oder diverse neuropsychologische Testverfahren, als Stufe 3). Lässt der Zustand des Patienten die Erhebung einzelner Assessmentbestandteile nicht zu, ist dies zu dokumentieren und bzgl. Kognition und Emotion nachzuholen, sobald der Zustand des Patienten dies erlaubt.
6	soziales Assessment	Strukturiertes Sozialassessment nach einem hausinternen Standard mit Angaben zu sozialem Umfeld, Wohnumfeld, vorbestehenden häuslichen / außerhäuslichen Aktivitäten, pflegerischer- und Hilfsmittelversorgung sowie rechtlichen Verfügungen (z.B. Betreuung, Patiententestament). Lässt der Zustand des Patienten die Erhebung einzelner Assessmentbestandteile nicht zu, ist dies zu dokumentieren und fremdanamnestisch zu erheben bzw. nachzuholen, sobald der Zustand des Patienten dies erlaubt.

6. Anhang

7	ärztliche Visite	Die Durchführung der ärztlichen Visite muss aus der Krankenakte erkennbar sein.
8	aktivierend-therapeutische Pflege	Maßnahmen und Ziele einer auf die Verbesserung der Selbständigkeit abzielenden aktivierend-therapeutischen Pflege müssen aus der Dokumentation erkennbar sein. Pflegefachkräfte, die durch zusätzliche Qualifikationen in geriatrisch-rehabilitativen Pflegeaspekten/-konzepten (z.B. Bobath, Validation, Angehörigenanleitung etc.) fortgebildet sind, müssen an der aktivierend-therapeutischen Pflege beteiligt sein.
9	Vorhandensein folgender Bereiche: Pt, PT, E, Psy/NP, L/foT, SD	In der Personalstruktur der Klinik vorzuhaltende Professionen. Entsprechen zusammen mit den Professionen Medizin und Pflege dem geriatrischen Team (vgl. Nr. 2).
10	Gesamtaufenthaltsdauer pro Tag	Die tägliche Gesamtaufenthaltsdauer in der teilstationären Einrichtung muss aus der Krankenakte erkennbar sein.
11	Basisbehandlung	Erfordert die in Nr. 1-10 aufgeführten Merkmale. Die Erbringung therapeutischer Leistungen ist innerhalb der Basisbehandlung nicht gefordert.

6. Anhang

12	Umfassende Behandlung mit teamintegriertem Einsatz von mind. 2 der folgenden 5 Therapiebereiche	Für die Kodierung einer „umfassenden Behandlung" sind neben den Kriterien nach Nr.1-10 am kodierten Behandlungstag therapeutische Interventionen aus mindestens 2 der genann-ten 5 Bereiche erforderlich. Die kombinierten Therapiebereiche Psychologie und Neuropsy-chologie sowie Logopädie und fazioorale Therapie zählen jeweils nur als ein Therapiebe-reich. Der teamintegrierte Einsatz ist durch das Merkmal gemäß Nr. 2 sichergestellt
13	Therapiezeit pro Tag in Einzel- und/oder Gruppentherapie	Therapiezeiten entsprechend Dokumentation unter Ausschluss lediglich zur Erhebung des Basisassessments erfolgter Therapeuteneinsätze. Die vorgegebene Dauer versteht sich in Anlehnung an den KTL als „Patienten- und Therapeutenbindungszeit", also incl. so genannter Rüstzeiten, aber ohne Dokumentationszeiten. Die tägliche Gesamttherapiezeit entsprechend des 6-Stellers der 8-98a.1* setzt sich aus der Einzeltherapie plus der Gruppentherapie zusammen. Der Mindestumfang der Einzeltherapie ist zu berücksichtigen. Beide Therapieformen können durch ein oder mehrere Therapiebereiche erbracht werden.

6.5. Diabetisches Fußsyndrom – DKR 0401

Die folgende Liste gibt eine Auswahl von Diagnosen wieder, die zum klinischen Bild des „diabetischen Fußsyndroms" gehören können:

1. Infektion und/oder Ulcus

L02.4	Hautabszess, Furunkel und Karbunkel an Extremitäten
L03.02	Phlegmone an Zehen
L03.11	Phlegmone an der unteren Extremität

Hinweis: Die folgenden Viersteller zu L89.- Dekubitalgeschwür und Druckzone verschlüsseln an 5. Stelle die Lokalisation der Druckstellen (siehe ICD-10-GM)

L89.0-	Dekubitus 1. Grades
L89.1-	Dekubitus 2. Grades
L89.2-	Dekubitus 3. Grades
L89.3-	Dekubitus 4. Grades
L89.9-	Dekubitus, Grad nicht näher bezeichnet
L97	Ulcus cruris, anderenorts nicht klassifiziert

2. Periphere vaskuläre Erkrankung

I70.20	Atherosklerose der Extremitätenarterien, sonstige und nicht näher bezeichnet

6. Anhang

I70.21	Atherosklerose der Extremitätenarterien, Becken-Bein-Typ, mit belastungsinduziertem Ischämieschmerz
I70.22	Atherosklerose der Extremitätenarterien, Becken-Bein-Typ, mit Ruheschmerzen
I70.23	Atherosklerose der Extremitätenarterien, Becken-Bein-Typ, mit Ulzeration
I70.24	Atherosklerose der Extremitätenarterien, Becken-Bein-Typ, mit Gangrän

3. Periphere Neuropathie

G63.2*	Diabetische Polyneuropathie
G99.0*	Autonome Neuropathie bei endokrinen und Stoffwechselkrankheiten

4. Deformitäten

M20.1	Hallux valgus (erworben)
M20.2	Hallux rigidus
M20.3	Sonstige Deformität der Großzehe (erworben)
M20.4	Sonstige Hammerzehe(n) (erworben)
M20.5	Sonstige Deformitäten der Zehen (erworben)
M20.27	Flexionsdeformität, Knöchel und Fuß
M20.37	Hängefuß (erworben), Knöchel und Fuß
M20.4	Plattfuß [Pes planus] (erworben)

6. Anhang

M20.57 Erworbener Klauenfuß und Klumpfuß, Knöchel und Fuß

M20.67 Sonstige erworbene Deformitäten des Knöchels und des Fußes

M20.87 Sonstige näher bezeichnete erworbene Deformitäten der Extremitäten des Knöchels und des Fußes

5. Frühere Amputation(en)

Z89.4 Verlust des Fußes und des Knöchels (einseitig)
Zehe(n) auch beidseitig

Z89.5 Verlust der unteren Extremität unterhalb oder bis zum Knie, einseitig

Z89.6 Verlust der unteren Extremität oberhalb des Knies, einseitig

Z89.7 (Teilweiser) Verlust der unteren Extremität, beidseitig
Exkl. Isolierter Verlust der Zehen, beidseitig (Z98.4)

6. Anhang

6.6. PKMS-E für Erwachsene: ab dem Beginn des 19. Lebensjahres

Hinweise: Es gibt folgende Gründe bei den Erwachsenen (siehe Spalte 1 oder Formularblatt zum Dokumentationsbogen PKMS-E):

G1 Qualitative Bewusstseinsveränderung,
G2 Quantitative Bewusstseinsveränderung,
G3 Beeinträchtigte Anpassung,
G4 Extreme Schmerzzustände/Lebenskrise,
G5 Immobilität,
G6 Beeinträchtigte Geh- und Transferfähigkeit,
G7 Beeinträchtigte Mobilität/körperliche Einschränkung,
G8 Beeinträchtigtes Schlucken,
G9 Veränderte/beeinträchtigte Ausscheidung,
G10 und G11 weitere Gründe 1 und 2.

Die Nummerierung der Gründe ist bei den Erwachsenen nicht fortlaufend oder nicht vollständig angegeben, weil nicht jeder Grund in jedem Leistungsbereich berücksichtigt wird.

Mindestmerkmale:
Leistungsbereich A: Körperpflege

(Altersgruppe E: 3 Punkte)

Die Unterstützung bei Körperpflege ist hochaufwendig und geht deutlich über das normale Maß einer vollen Übernahme der Körperpflege (Körperwaschung, Haut-, Haar-, Mundpflege) hinaus (vgl. PPR-E Stufe A3).

6. Anhang

Es liegt mindestens einer der Gründe für eine hochaufwendige Pflege vor:	
G1	**Abwehr/Widerstände bei der Körperpflege** <u>Kennzeichen</u>: Setzt (Mobilisierungs-)Maßnahmen bei der Körperpflege Widerstände entgegen; schreit, schlägt, beschimpft das Pflegepersonal bei der Ganzkörperwaschung, lehnt die Körperpflege verbal/nonverbal ab **ODER** **Ablauf der Körperpflege ist dem Patienten nicht bekannt** <u>Kennzeichen</u>: Unfähigkeit, die Körperpflege selbstständig und strukturiert durchzuführen; Gebrauchsgegenstände der Körperpflege können nicht adäquat eingesetzt werden, fehlende Eigeninitiative, die Körperpflege durchzuführen
G4	**Extreme Schmerzzustände, die sich auf die Körperpflegeaktivitäten auswirken** <u>Kennzeichen</u>: Stöhnt, weint, jammert, wehrt ab bei der Körperpflege, äußert verbal starke Schmerzen
G5	**Verlust der Fähigkeit, den Positionswechsel im Bett durchzuführen** <u>Kennzeichen</u>: Fehlende Fähigkeit, sich selbstständig im Bett zu drehen, zu verrutschen, aufzusetzen **UND ein vorliegender Erschwernisfaktor: Mindestens 3** unterschiedliche Zu- und/oder Ableitungssysteme, BMI von 35 und mehr, Körpergewicht mindestens 180kg, krankheitsbedingte Risiken wie Wirbelsäuleninstabilität, Extensionsbehandlung und/oder Behandlung mit Körpergipsschale, die eine extreme Bewegungseinschränkung mit sich bringen, ausgeprägte Spastik/Kontrakturen, ausgeprägte Lähmung, fehlende Kraft zur Eigenbewegung

6. Anhang

G7	**Gründe für eine Ganzkörperwaschung mit zwei Pflegepersonen** bei G4, G5 **ODER** Pflegediagnosen wie: Kann/darf sich bei verminderter/instabiler Herz-/Kreislauf und/oder Atemsituation bei der Körperpflege nicht anstrengen
G9	**Starkes Schwitzen** <u>Kennzeichen</u>: Schweißausbrüche, mindestens 4 x tägl. nasse Kleidung infolge des starken Schwitzens **UND/ODER Erbrechen mindestens 4 x tägl.** **UND/Oder Einnässen/-stuhlen mindestens 4 x tägl.** Ein entsprechender Kleidungs-/Wäschewechsel ist erforderlich.
G10	**Anlässe für eine therapeutische Ganzkörperwaschung bei einem Selbstfürsogedefizit, Körperpflege in Verbindung mit einem der aufgeführten Punkte:** • Beeinträchtigte Orientierung/Wahrnehmung • Pathologische Bewegungsabläufe • Vorhandene Spastik • Fehlende Selbstständigkeit
G11	**Volle Abhängigkeit bei der Körperpflege** <u>Kennzeichen</u>: Fehlende Fähigkeit, den Körper selbstständig zu waschen, abzutrocknen und die Mund-, Haar-, Hautpflege durchzuführen. **UND ein Grund für hohen pflegerischen Aufwand:** • (Umkehr-)Isolierung, die nicht auf dafür vorgesehenen Isolierstationen durchgeführt wird, ODER • Massive Veränderungen der Mundschleimhaut ODER • Hohes Pneumonierisiko lt. Atemskala nach Bienstein (Bienstein et al. 2000) ODER • Aufwendiges Tracheostoma

6. Anhang

Pflegeinterventionen sind: (Die zugehörigen Gründe sind in einer separaten Spalte aufgeführt)	
G1 G5	**Maßnahmen zum Erlernen/Wiedererlangen einer selbstständigen Körperpflege** (Haarpflege, Mundpflege, Körperwaschung und/oder Hautpflege) bei vorliegenden Erschwernisfaktoren (Gründe des PKMS-E). In der Pflegedokumentation sind die individuellen pflegerischen Zielsetzungen der Maßnahmen auszuweisen, ebenso die auf den Patienten abgestimmte Vorgehensweise. ✍
G9	**Mehrfachwaschungen/-körperpflege:** Durchführung von Mehrfachwaschungen in voller Übernahme 4 x tägl., davon mindestens 2 Ganzkörperwaschungen
G1 G4 G10	**Therapeutische Ganzkörperpflege nach folgenden Konzepten:** • NDT-Konzept (Neuro-Developmental Treatment) • MRP (Motor Relearning Programme) • Bobath-Konzept • Bag-bath/Towelbath • beruhigende/ belebende/basalstimulierende GKW • GKW nach Inhester und Zimmermann • andere neurologische oder rehabilitative Konzepte zur Ganzkörperpflege mit Faszilitation/Inhibition von normalen Bewegungsabläufen oder kompensatorischen Fähigkeiten ✍ • Konzepte aus psychologischer Perspektive ✍

6. Anhang

G4 G5 G7	**A4**	**Ganzkörperwaschung/-pflege mit zwei Pflegepersonen pflegefachlich erforderlich**
	A5	**Volle Übernahme der Körperwaschung** **UND** Übernahme der speziellen/therapeutischen Mundpflege mindestens 4 x tägl. **UND** (ASE (atemstimulierende Einreibung) mindestens 1 x tägl. **ODER** Atemübungen mindestens 4 x tägl. **ODER** Atemübungen mit Atemtrainer mindestens 4 x tägl.) **UND** (volle Übernahme beim mindestens 2 x tägl. An-/Auskleiden **ODER** mindestens 1 x tägl. Anziehtraining, Anleitung zum selbstständigen Umkleiden)
	A6	**Volle Übernahme der Körperwaschung** **UND** mindestens **8 x tägl. Maßnahmen im Rahmen eines aufwendigen Tracheostomamanagements** (hierzu zählen eine oder mehrere Maßnahmen wie z.B. Verbinden, Absaugen, Wechseln, Spülen)
	A7	**Volle Übernahme der Körperwaschung** **UND Maßnahmen zur Infektionsprophylaxe bei Umkehr-/Schutzisolation**, beim Betreten/Verlassen des Zimmers

6. Anhang

Mindestmerkmale:
Leistungsbereich B: Ernährung

(Altersgruppe E: 4 Punkte)

Die Unterstützung bei Nahrungs-/Flüssigkeitszufuhr ist hochaufwendig und geht **deutlich** über das normale Maß einer vollen Übernahme der Nahrungs-/Flüssigkeitszufuhr hinaus (vgl. PPR-E Stufe A3). Bei diesem Leistungsmerkmal ist es wichtig zu beachten, dass die zutreffenden Interventionen bei allen Nahrungs-/Flüssigkeitsaufnahmen des Patienten (3 Hauptmahlzeiten (H) und mindestens 1 Zwischenmahlzeit (Z)) durchzuführen sind.

Es liegt mindestens einer der Gründe für eine hochaufwendige Pflege vor:	
G1	**Kontinuierliche/massive Nahrungsverweigerung**, Risiko der Mangelernährung Kennzeichen: Schiebt angebotene Nahrung weg, lehnt Nahrung verbal, nonverbal ab, fehlende(r) Wille/Einsicht, Nahrung zu sich zu nehmen, Mundschluss, Abwenden des Kopfes, Wegschlagen der Nahrung beim Versuch der Nahrungsverabreichung, extrem langsames Essen als Strategie der verminderten Nahrungsaufnahme, schluckt den Nahrungsbrei nicht selbstständig, Ausspucken von Nahrung **ODER** **Massives Verkennen der Nahrungssituation**, Risiko der Mangelernährung Kennzeichen: Fehlender Impuls zur Nahrungsaufnahme, kann Aufforderungen/ Erklärungen im Zusammenhang mit der Nahrungsaufnahme nicht verstehen, deutet Nahrungsbestandteile als Ungeziefer o.ä., schluckt den Nahrungsbrei nicht selbstständig

6. Anhang

G2	**Massiv verlangsamte/erschwerte Nahrungsaufnahme bei quantitativen Bewusstseinsveränderungen** Kennzeichen: Zeitverzögerte Reaktion auf Ansprache, schläft zwischen der Nahrungsverabreichung immer wieder ein, Verlust der Fähigkeit, Nahrung selbstständig aufzunehmen
G5	**Unfähigkeit, eine Sitzposition bei der Nahrungsaufnahme einzunehmen** Kennzeichen: Fehlende Fähigkeit, selbstständig in die Sitzposition zu gelangen, rutscht im Bett/Rollstuhl nach unten, asymmetrische Sitzhaltung, kippt beim Sitzen nach vorne **UND ein vorliegender Erschwernisfaktor:** BMI von 35 und mehr, Körpergewicht mindestens 180 kg, krankheitsbedingte Risiken wie Wirbelsäuleninstabilität, Extensions- und/oder Behandlung mit Körpergipsschale, die eine extreme Bewegungseinschränkung mit sich bringen, ausgeprägte Spastik/Kontrakturen, ausgeprägte Lähmung, fehlende Kraft zur Eigenbewegung
G6	**Fehlende Fähigkeit, sich zur Nahrungsaufnahme an den Tisch zu setzen** Kennzeichen: Schwere Beeinträchtigung, von liegender Körperposition zum Sitzen zu gelangen **und** vom Sitzen zum Stand zu gelangen und erhebliche Beeinträchtigung des Gehens auf ebener Fläche wie Unfähigkeit/Unsicherheit, das Körpergewicht im Stand selbstständig zu tragen, Veränderungen des Gangbildes

6. Anhang

G7	**Prothesen-/Orthesenversorgung der unteren Extremitäten** vor der Nahrungsaufnahme, um an den Tisch zu gelangen **ODER** **Stützkorsagen anlegen,** um zur Nahrungsaufnahme an den Tisch zu gelangen bei Wirbelsäuleninstabilität
G8	**Kau-/Schluckstörungen mit starken Auswirkungen auf die Nahrungsaufnahme** Kennzeichen: Hustet nach dem Schlucken, Nahrungsreste verbleiben nach dem Schlucken in der Wangentasche, Zungenstoß, Gefühl, dass Nahrung im Schlund hängen bleibt, Regurgitation von Speisebrei, veränderte Schluckphasen, inkompletter/fehlender Lippen-/Mundschluss, pathologische Ka /Kieferbewegung
G10	**Vorliegende schwere Mangelernährung** Kennzeichen: Gewichtsverlust größer 5% innerhalb von 1 Mon BMI kleiner 18,5 kg/m² bei Erwachsenen bis 65 Jahre und klei 20 kg/m² bei Erwachsenen über 65 Jahre, Sakropenie, hervortretende Knochen
G11	**Fehlende Fähigkeit, selbstständig Nahrung/Flüssigkeit aufzunehmen, da die Abläufe der Nahrungsaufnahme nicht bekannt sind** Kennzeichen: Kann die Gebrauchsgegenstände zur Nahrungsaufnahme nicht nutzen

6. Anhang

		Pflegeinterventionen sind: (Die zugehörigen Gründe sind in einer separaten Spalte aufgeführt)
G1 G2 G10	**B1**	**Volle Übernahme** der Nahrungsverabreichung (3 Haupt- und mindestens 1 Zwischenmahlzeit) **UND** mindestens **7 orale Flüssigkeitsverabreichungen zu unterschiedlichen Zeitpunkten bei einer Gesamtmenge** von mindestens **1500 ml gemäß Flüssigkeitsprotokoll** ✍
G8	**B2**	**Orale/basale Stimulation,** ✍ **vorbereitend auf die Nahrungsverabreichung oder zur Förderung des Schluckreflexes vor jeder Mahlzeit** (3 H und mindestens 1 Z), mit anschließender Unterstützung/Anleitung zur Nahrungsaufnahme
G5 G6 G7	**B3**	**Maßnahmen zur Vorbereitung der Nahrungsaufnahme vor jeder Mahlzeit (3 H und mindestens 1 Z)** • Aufwendiger Transfer in den Rollstuhl/auf den Stuhl UND/ODER • Aufwendiges Anlegen von Stützkorsagen/-hosen/Orthesen
G1 G8 G11	**B4**	**Trink- und Esstraining nach individuell aufgestelltem Konzept (3 H und mindestens 1 Z) bei jeder Mahlzeit.** Das aufgestellte Konzepot ist explizit zu dokumentieren. ✍ Maßnahmen können sein: • Anleitung zum Schlucken/Schlucktechniken • Einüben kompensatorischer Maßnahmen • Unterstützung bei der Kopf-/Kiefer-/Lippenkontrolle

6. Anhang

		- Einüben von physiologischen Bewegungsabläufen bei der Nahrungsaufnahme durch z. B. passives Führen der Hand bei der Nahrungsaufnahme - Faszilitieren/Inhibieren von Bewegungsabläufen/des Schluckaktes - Einüben von Essritualen
G2 G8 G10	**B5**	**Bolusapplikation von Sondennahrung** mindesten **Boli tägl.:** Bei der Maßnahme werden mindestens 20 ml Sondennahrung je Bolus portionsweise über eine großvolumige Spritze verabreicht.

6. Anhang

Mindestmerkmale:
Leistungsbereich C: Ausscheidung
(Altersgruppe E: 2 Punkte)

Die pflegerische Unterstützung geht bei der Ausscheidung **deutlich** über das normale Maß der vollen Übernahme/ besonderen Leistungen bei der Ausscheidungsunterstützung hinaus.

Es liegt mindestens einer der Gründe für eine hochaufwendige Pflege vor:	
G1	**Verkennt die Ausscheidungssituation infolge massiver kognitiver Beeinträchtigungen** <u>Kennzeichen</u>: Stuhlschmieren, ins Zimmer urinieren, Kot essen, versteckt Ausscheidungen, kennt die normalen Abläufe, die zur Ausscheidung auf der Toilette erforderlich sind, nicht
G4	**Extreme Schmerzzustände beim Umlagern/Mobilisieren auf die Toilette/ Bettschüssel/Steckbecken** <u>Kennzeichen</u>: Stöhnt, weint, jammert, grimassiert, wehrt ab beim Umlagern/Mobilisieren, äußert verbal stärkste Schmerzen
G6	**Fehlende Fähigkeit, selbstständig auf die Toilette zu gehen** <u>Kennzeichen</u>: Schwere Beeinträchtigung, von liegender Körperposition zum Sitzen zu gelangen **und** vom Sitzen zum Stand zu gelangen, **und** erhebliche Beeinträchtigung des Gehens auf ebener Fläche wie Unfähigkeit/Unsicherheit, das Körpergewicht im Stand selbstständig zu tragen, Veränderungen des Gangbildes

6. Anhang

G7	**Prothesen-/Orthesenversorgung der unteren Extremitäten** vor der Ausscheidung, um zur Toilette zu gelangen **ODER Stützkorsagen anlegen,** um zur Toilette zu gelangen bei Wirbelsäuleninstabilität
G9	**Urininkontinenz in Verbindung mit der pflegerischen Zielsetzung, einen höheren Level der Inkontinenz-Profile** entspr. den Vorgaben des nationalen Expertenstandards Harnkontinenz in der Pflege zu erreichen. Kennzeichen für die verschiedenen Inkontinenzformen sind dem Expertenstandard (Deutsches Netzwerk für Qualitätsentwicklung in der Pflege (DNQP) 2006) zu entnehmen und explizit zu dokumentieren.
G10	**Veränderte Miktions-/Defäkationsfrequenz und Beeinträchtigung in der Selbstständigkeit der Miktion/Defäkation mindestens 7 x tägl.** Kennzeichen: Fehlende Fähigkeit, selbstständig zur Toilette zu gehen, den Toilettenstuhl zu benutzen, die Bettschüssel/das Steckbecken/die Urinflasche selbstständig zu benutzen
G11	**Ausgeprägte Obstipation** oder andere Gründe, die einen **tägl. Einlauf UND/ODER rektales Ausräumen erfordern**

6. Anhang

		Pflegeinterventionen sind: (Die zugehörigen Gründe sind in einer separaten Spalte aufgeführt)
G1 G4 G6 G7	C1	**Ausscheidungsunterstützung mit Transfer auf die Toilette** ist durch Erschwernisfaktoren (Gründe) verlängert und findet mindestens **4x tägl.** statt
G9	C2	**Unterstützung bei der Ausscheidung und Toilettentraining/Inkontinenztraining zur Kontinenzförderung**; für die Erfüllung dieses Kriteriums ist eine Maßnahmenplanung und Dokumentation, bestehend aus folgenden Elementen erforderlich: Differenzierung der Inkontinenzform/Pflegediagnose und darauf abgestimmte individuelle Planung der Maßnahmen, entsprechend den Empfehlungen des nationalen Expertenstandards (Deutsches Netzwerk für Qualitätsentwicklung in der Pflege (DNQP) 2006).
G5 G6 G10 G11	C3	**Volle Übernahme der Ausscheidungsunterstützung** (Steckbecken, Toilettenstuhl, Transfer zur Toilette) **UND einer der zusätzlichen Aspekte** - 1 x tägl. digitales rektales Ausräumen und/oder 1 x tägl. Reinigungseinlauf - Erhöhte Frequenz der Ausscheidungsunterstützung mindestens 7 x tägl. - Volle Übernahme der Ausscheidungsunterstützungen mit 2 Pflegepersonen

Mindestmerkmale:
Leistungsbereich D: Bewegen/Sicherheit
(Altersgruppe E: 3 Punkte)

Die Maßnahmen im Bereich Bewegen/Sicherheit sind hochaufwendig und gehen **deutlich** über das normale Maß der vollen Übernahme im Bereich Bewegen/Sicherheit hinaus.

Es liegt mindestens einer der Gründe für eine hochaufwendige Pflege vor:	
G1	**Abwehr/Widerstände beim Umlagern/Mobilisieren** Kennzeichen: Setzt (Mobilisierungs-)Maßnahmen Widerstände entgegen; schreit, schlägt, beschimpft das Personal bei der Umlagerung, lehnt die Lagerungs-/Mobilisierungsmaßnahmen verbal/nonverbal ab **ODER** **Weglaufverhalten** Kennzeichen: Verlässt die Station/das Zimmer ständig; findet nicht mehr in das Zimmer zurück, Umtriebigkeit und psychomotorische Unruhe; **ODER** **Hohes Selbstgefährdungs-/Selbstverletzungsrisiko** Kennzeichen: Erkennt Gefahren nicht, kann selbstgefährdende Situationen nicht einschätzen, steht trotz hoher Sturzgefährdung ohne Unterstützung selbstständig auf

6. Anhang

G4	**Extreme Schmerzzustände beim Umlagern/Mobilisieren** Kennzeichen: Stöhnt, weint, jammert, grimmassiert, wehrt ab beim Umlagern/Mobilisieren, äußert verbal stärkste Schmerzen
G5	**Verlust der Fähigkeit, den Positionswechsel im Bett durchzuführen** Kennzeichen: Fehlende Fähigkeit, sich selbstständig im Bett zu drehen, zu verrutschen, aufzusetzen **UND ein vorliegender Erschwernisfaktor:** Mindestens 3 unterschiedliche Zu- und/oder Ableitungssysteme, BMI von 35 und mehr, Körpergewicht mindestens 180 kg, krankheitsbedingte Risiken wie Wirbelsäuleninstabilität, Extensions- und/oder Behandlung mit Körpergipsschale, die eine extreme Bewegungseinschränkung mit sich bringen, ausgeprägte Spastik/Kontrakturen, ausgeprägte Lähmung, fehlende Kraft zur Eigenbewegung
G6	**Fehlende Fähigkeit, einen Transfer durchzuführen UND/ODER zu gehen** Kennzeichen: Schwere Beeinträchtigung, von liegender Körperposition zum Sitzen zu gelangen **und** vom Sitzen zum Stand zu gelangen, **und** Unfähigkeit/Unsicherheit, das Körpergewicht im Stand selbstständig zu tragen
G7	**Prothesen-/Orthesenversorgung der unteren Extremitäten ODER Stützkorsagen bei Wirbelsäuleninstabilität**

6. Anhang

G10	**Mobilisations-/Lagerungsfrequenz ist erhöht bei hohem Dekubitusrisiko** Kennzeichen: nachgewiesenes Dekubitusrisiko durch Assessment lt. nationalem Expertenstandard (Deutsches Netzwerk für Qualitätsentwicklung in der Pflege (DNQP) 2004)

Pflegeinterventionen sind: (Die zugehörigen Gründe sind in einer separaten Spalte aufgeführt)

G10	D1	**Lagerungswechsel mindestens 12 x tägl.**, Dekubitusprophylaxe, therapeutische Lagerung, Dokumentation im Lagerungsplan o.ä.
G1 G4 G5	D2	**Lagerungswechsel mindestens 4 x tägl. mit 2 Pflegepersonen und zusätzlich mindestens 4 x tägl. Lagerungswechsel (bzw. Mikrolagerung) mit einer Pflegeperson,** Dokumentation im Lagerungsplan o.ä.
G6 G7	D3	**Unterstützung bei der Mobilisation** aus dem Bett **UND** zusätzlich erforderlichen Aktivitäten wie: • aufwendiges **Anlegen von z.B. Stützkorsagen/-hosen** vor/nach der Mobilisation, ODER • mindestens 4 x tägl. Spastik des Patienten **lösen und Anbahnung normaler Bewegungsabläufe** durch Faszilitation, Inhibation mindestens 2 x tägl.

6. Anhang

G1 G5 G6 G7	D4	**Aufwendige Mobilisation aus dem Bett** **UND** (Gehtraining unter Anwendung von Techniken wie Faszilitation, Inhibition, Kinästhetik oder nach verschiedenen therapeutischen Konzepten (wie NDT, MRT, Bobath) **ODER** Gehtraining mit Gehhilfen (wie Unterarmgehstützen, verschiedene Gehwagen))
G5 G6 G10	D5	**Lagerungswechsel bei Immobilität** mindestens **7 x tägl.** **UND** einer der aufgeführten **zusätzlichen Aktivitäten:** • Mobilisation mindestens **2 x tägl.** in den Roll-/Lehnstuhl **ODER** • ausgiebige Kontrakturenprophylaxe mit Durchbewegen aller großen Gelenke mindestens **1 x tägl.** und Thromboseprophylaxe durch Ausstreichen der Beine und Anlegen eines Kompressionsverbandes oder -strumpfes
G1	D6	Mindestens **4 x tägl. Suchen und/oder Rückbegleiten des Patienten** auf die Station/in das Zimmer **ODER** **aufwendige Sicherheitsmaßnahmen** zur Verhinderung von Selbst- oder Fremdgefährdung

Bundesverband Geriatrie e.V. – Kodierhandbuch Geriatrie 2010

6. Anhang

Mindestmerkmale:
Leistungsbereich E: Kommunikation
(Altersgruppe E: 1 Punkt)

Deutlicher Mehraufwand in der Kommunikation (mindestens 30 Minuten pro Tag) mit den Patienten und/oder Angehörigen in den Bereichen Kompetenzerwerb zur Sicherstellung der Therapie und/oder situativer Krisenbewältigung sowie Sekundärprävention als normalerweise erforderlich. Die kommunikativen Pflegemaßnahmen werden nicht im Rahmen der Erbringung anderer Pflegeleistungen erbracht. Die Kommunikationsleistungen können auch auf zwei Zeitpunkte über den Tag verteilt erbracht werden (mindestens 2 x 15 Min.)

Es liegt mindestens einer der Gründe für eine hochaufwendige Pflege vor:	
G1	**Massive Beeinträchtigung der Informationsverarbeitung** Kennzeichen: Neue Informationen werden wieder vergessen, Konzentrations-/Wahrnehmungsschwierigkeiten, reduzierte Aufmerksamkeitsspanne, Überforderung
G3	**Beeinträchtigte Anpassungsfähigkeit von Patient und/oder Angehörigen** Kennzeichen: Leugnet den veränderten Gesundheitszustand und Notwendigkeit der Anpassung, verschiebt Entscheidungen, unzureichende Problem-/Zielerfassung, äußert Ängste, bagatellisiert, fehlende Krankheitseinsicht, Körperbildstörung, fehlende Motivation

6. Anhang

G4	**Aus dem Gleichgewicht geratenes Selbstkonzept durch Sinn-/Lebenskrisen** <u>Kennzeichen:</u> Äußert Hoffnungslosigkeit, fehlende Zukunftsperspektive, fehlender Lebensmut, zeigt Gefühle wie Trauer, Zorn, Wut, Bitterkeit
G7	**Beeinträchtigte Fähigkeit, Kompetenzen im Rahmen der Selbstpflegefähigkeit zu erwerben** <u>Kennzeichen:</u> Fehlende Fingerfertigkeit, eingeschränkte Sehfähigkeit
G10	**Beeinträchtigte Kommunikation durch Sprach-/Kommunikationsbarrieren** <u>Kennzeichen:</u> Kann sich nicht verständlich machen, reagiert auf Ansprache trotz normaler Vigilanz nicht, versteht die Landessprache nicht, kann verbal nicht antworten, kann nichts hören

6. Anhang

		Pflegeinterventionen sind: (Die zugehörigen Gründe sind in einer separaten Spalte aufgeführt)
G1 G3 G4	E1	**Eins-zu-eins-Betreuung:** Einen Patienten kontinuierlich über einen längeren Zeitraum in Präsenz betreuen (mindestens 2 x 15 Minuten). Die Betreuung findet gesondert/getrennt von anderen Interventionen statt
G3 G4 G10	E2	Problemlösungsorientierte Gespräche durch klientenzentriertes Gespräch (mit Betroffenen und/oder Angehörigen/Bezugspersonen) • zur Krisenbewältigung/Vertrauensbildung/ Anpassung an veränderte Lebensbedingungen **ODER** • Gespräche zur Vorbereitung auf die Entlassung **ODER** • Gespräche mit Dolmetscher (mindestens 2 x 15 Minuten)
G1 G7	E3	**Maßnahmen zum Kompetenzerwerb des Patienten und/oder der Angehörigen** durch Informationsgespräch, Beratungsgespräch, Anleitung (mindestens 2 x 15 Minuten)

7. Index

Alkohol 101
Allgemeinerkrankungen, maligne .. 96
Amputation 162
Arthrose 86
Assessment, geriatrisch 27, 122
Atmungsorgane 55
Auge 99
Auslegungshinweise 150, 155
Barthel-Index 110
Barthel-Index, erweitert 36, 111
Bewegungsapparat 85
Blasenstörungen, neurogen 71
Blut und Blutbestandteile 135
Blut- und Systemerkrankungen 92
Blutdruck 45
Bluterkrankungen 92
Cor pulmonale 53
Darm 62
Defizite, neurologisch 38
Dekubitus 97, 115, 126
Demenz 34
Depressionen 40
Diabetes mellitus 77
Diabetische Folgeerkrankungen 80
Diagnosen, pflegerelevant 110
DRG 142
Elektrolythaushalt 82
Ernährung 59
Ernährungsstörung 112
Extremitäten, degenerative
Veränderungen 86
Fette 83
Fieber 96
Frakturen 87
Fußsyndrom, diabetisches 160
Galle 65
Gastroenterologie 129
Gefäße, periphere 54

Gehirn 34
Gehirn, vaskuläre Erkrankungen ... 39
Geriatrische frührehabilitative
Komplexbehandlung 123
Gerinnungsstörungen 93
Grippe 57
Gynäkologie 138
Harnblasenstörungen 70
Harnsäure 83
Harnverhalt 71
Harnwegsinfektionen 68
Hauptdiagnose 16
Haut 97
Herzinsuffizienz 49
Herzmuskelerkrankungen 49
HNO 139
Hypertonus 45
Hypotonus 45
Immobilität 85
Inkontinenz 70, 114
Intensivmedizin 120
Kardiologie 134
Klappenerkrankungen 50
Knochenmark 135
Kognitive Funktionseinschränkung 36
Komplexbehandlung, geriatrisch
frührehabilitativ 25, 144
Komplexbehandlung, teilstationär
geriatrisch 31, 124, 147
Komplikationen, Eingriff 109
Koronare Herzkrankheit 46
Leber 64
Logopädie 30
Lunge 55
Lungenembolie 53
Magen 61
Med. Maßnahmen,
Komplikationen und
Nebenwirkungen 117

7. Index

MMSE	36, 111
MRSA	116, 127
Mund	61
Muskulatur	43
Myokardinfarkt, akut	47
Myokardinfarkt, alt	48
Myokardinfarkt, rezidivierend	47
Nase	100
Nebendiagnose	18
Nerven, periphere	34, 43
Neubildungen, Gehirn	41
Neubildungen, Lunge	58
Neubildungen, Urogenitalsystem	75
Neubildungen, Verdauungsorgane	66
Neurologie	135
Nierenerkrankung, chronisch	72
Nierenerkrankungen, sonstige	74
Ohr	100
Ösophagus	61
Osteoporose	89, 90
Pankreas	65
Parkinson-Syndrom	41
Pflege	139
Pflege, aktivierend-therapeutisch	141
Pflege, PKMS-E	163
Physikalische Therapie, funktionsorientiert	29
Pneumonie	56
Psychische Auffälligkeiten	40
Pulmologie	134
Radiologie	131
Rheuma	90
Rhythmusstörungen	51
Rückenschmerzen	88
Schilddrüse	83
Schlaganfall, akut	36, 136
Schlaganfall, alt	39
Schwerhörigkeit	115
Sehstörungen	115
Sepsis	94
SIRS	94
Sozialarbeiter/Sozialdienst	126
Stoffwechsel	77
TIA	36, 136
Urogenitalsystem	68
Urologie	138
Verdauungsorgane	59
Vergiftungen	102
Verletzungen	105
Verwirrtheit	34
Wirbelsäule, Veränderungen	87
ZNS, andere Erkrankungen	43